Guía sencilla
para tener un bebé

Guía sencilla para tener un bebé

Todo lo que debes saber

Janet Whalley, RN, BSN
Penny Simkin, PT
Ann Keppler, RN, MN

Traducción
Emma Cristina Montaña

Meadowbrook Press
Distributed by Simon & Schuster
New York

THE SIMPLE GUIDE TO HAVING A BABY
de Janet Whalley, Penny Simkin y Ann Keppler
Una publicación de Meadowbrook Press
5451 Smetana Drive, Minnetonka, Minnesota 55343
Copyright © 2005, 2010 por Great Starts Birth & Family Education
Meadowbrook ISBN 978-0-88166-565-9

Impreso en Estados Unidos de América
Printed in United States of America

BOOK TRADE DISTRIBUTION by Simon and Schuster, a division of Simon and Schuster, Inc.,
1230 Avenue of the Americas, New York, New York 10020
S&S ISBN: 978-1-4516-0065-0

Dedicatoria

A los miles de padres primerizos y gestantes
con quienes hemos trabajado durante varios años

y

a nuestras familias, quienes nos han enseñado
tanto acerca del parto y la paternidad.

Doug Whalley

Scott y Heidi Whalley, Mike Whalley,
Kristin Platt y Brian Platt

Peter Simkin

Andy, Bess, Freddy, Charlie
y Eva Rose Simkin

Linny Simkin y Jeff,
Peter y Callie Jobson

Mary Simkin-Maass y Greg,
Sara Jane y Amelia Maass

Elizabeth Simkin, Nick Boyar
y Cole Simkin-Boyar

Jerry Keppler

Eric y Coutney Keppler
y Heidi Keppler

Introducción

Hemos escrito *Guía sencilla para tener un bebé* con el propósito de ayudarte a entender lo que sucede durante el embarazo, el parto y las semanas posteriores al nacimiento de tu bebé. Durante estas maravillosas experiencias, aprenderás cosas sorprendentes sobre ti misma. Descubrirás la magia del embarazo, el poder del trabajo de parto, la felicidad del alumbramiento y la gratificación de ser madre.

Con este libro, queremos ayudarte a:

1. Tener un embarazo sano y agradable.
   Esperamos hacer que los meses de espera sean más agradables y menos estresantes.
2. Planear y preparar el nacimiento de tu bebé. Esperamos que tengas una experiencia de parto segura y satisfactoria.
3. Aprender más acerca de los bebés y de cómo ser padres. Esperamos que te sientas más segura(o) como madre o como padre.

Esperamos que este libro ayude a responder muchas de tus preguntas. Si deseas más información, por favor lee nuestro libro *Pregnancy, Childbirth and the Newborn: The Complete Guide*.

Te deseamos un feliz día de nacimiento de tu bebé y una alegre experiencia de ser madre.

Janet Whalley, Penny Simkin y Ann Keppler

Pautas útiles para leer este libro

Para encontrar más información sobre un tema en este libro: Cuando un tema se discute en más de una sección de este libro, incluimos los números de las otras páginas donde aparece para ayudarte a encontrarlo (por ejemplo, "Ver páginas 32-34").

Contenido

1

Ahora que estás embarazada

El embarazo es un período de curiosidad. Te preguntas qué sentirás más adelante mientras esperas a tu bebé. Quieres saber cómo él o ella está creciendo. Te inquieta saber cómo será el parto y qué sentirás al ser madre. Esta sección describe lo que sucede durante el embarazo, incluyendo los siguientes temas:

- Cómo cambia la forma de tu cuerpo
- Los nuevos sentimientos y sensaciones que tendrás
- El sorprendente crecimiento de tu bebé

Estar embarazada

Una mujer puede quedar embarazada al tener relaciones sexuales en la época en que su *ovario* (glándula sexual que está en su vientre) libera un huevo u óvulo. Cuando el semen de un hombre entra a su vagina, sus *células espermatozoides* (producidas por las glándulas sexuales masculinas llamadas *testículos*) viajan hacia el óvulo producido por la mujer. Cuando

La historia de Jenny

Quedé impactada cuando supe que estaba embarazada. Pensé que nos estábamos cuidando. Me tomó un tiempo, pero finalmente me hice a la idea. Al comienzo, Kyle estaba molesto. Decía que no estaba listo para ser padre. Poco después, estábamos muy emocionados con el hecho de tener un bebé. De repente, empecé a notar que había bebés hermosos por todas partes. Hay tanta ropa linda y tantos juguetes hermosos. Sé que es difícil ser padres, pero creo que vale la pena. Ya adoro a mi bebé y ¡ni siquiera ha nacido!

una célula espermatozoide entra a ese óvulo, la mujer queda embarazada. Mira el dibujo de una mujer antes del embarazo (abajo) para que observes cómo se ve tu cuerpo por dentro.

Cuando estás embarazada, aprendes mucho sobre cómo tener un bebé. También aprendes cosas nuevas sobre tu cuerpo y cómo funciona. En esta sección, probablemente encontrarás muchas palabras nuevas. Saber lo que ellas significan te ayudará a entender lo que tu médico o enfermera están diciendo cuando los visites durante tu embarazo. Además, leer este libro será más fácil si conoces algunas palabras y términos médicos.

- Antes de nacer, el bebé se llama *feto*.
- La *placenta* produce *hormonas* (sustancias que le indican a tu cuerpo que debe hacer los cambios necesarios para ayudarle a tu bebé a crecer). Estas hormonas (estrógeno y progesterona) afectan la manera como te sientes tanto física como emocionalmente.

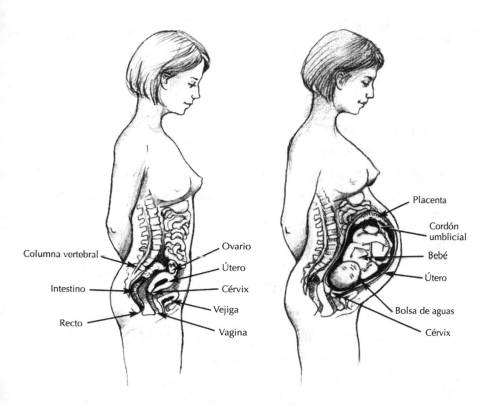

Columna vertebral
Intestino
Recto

Ovario
Útero
Cérvix
Vejiga
Vagina

Placenta
Cordón umblicial
Bebé
Útero
Bolsa de aguas
Cérvix

- El *cordón umbilical* conecta la placenta con tu bebé. A través de éste pasan los nutrientes alimenticios y salen los productos de desecho.

- Las *membranas* están llenas de *líquido amniótico*. Por eso, el saco amniótico también recibe el nombre de bolsa de aguas o fuente. Tu bebé flota dentro de esa bolsa. El líquido lo protege y le permite moverse fácilmente.

Durante el embarazo, tu útero es la casa de tu bebé.

- El *útero* (a veces llamado *matriz*) es un saco hecho de músculos gruesos. Está ubicado en la pelvis, detrás de la *vejiga* (donde se almacena la *orina*) y por delante del *recto* (por donde sale el excremento). Cuando no estás embarazada, tu útero tiene más o menos el tamaño de una pera. Durante el embarazo, se expande para albergar a tu bebé a medida que crece.

- La parte inferior del útero, llamada *cuello uterino* o *cérvix*, conduce a la vagina.

- Durante el embarazo, se forma un *tapón mucoso* en el cuello para cerrarlo y proteger al bebé.

- La *vagina* es el canal por donde nace el bebé. Durante el nacimiento, la vagina se expande y amplía para permitir que salga el bebé. Después del parto, vuelve a su tamaño normal.

La historia de María

Siempre quise ser madre. Lo único que me molestaba era que el proceso durara 9 meses. Pero mi esposo, John, decía que él sí necesitaba 9 meses de preparación para ser papá. Decía que yo andaba temperamental. Creo que me ponía de mal humor porque me sentía muy cansada después de trabajar todo el día.

¿Cuándo nacerá tu bebé?

Tu fecha probable de parto es un día cercano al momento en que tu bebé está listo para nacer. Es sólo un cálculo (suposición) de la fecha del nacimiento, pero es útil tenerlo. ¿Cómo hace tu doctor o tu partera para saber cuál es tu fecha probable de parto?

El embarazo dura alrededor de 40 semanas que se cuentan desde el primer día de tu último período menstrual. Para conocer tu fecha probable de parto, el médico escribe la fecha del primer día de tu última menstruación. Luego le resta 3 meses a esa fecha y le suma 7 días.

(Fecha del primer día del último período)

– (3 meses)

+ (7 días)

= (fecha probable de parto)

Por ejemplo:

(El último período comenzó en) julio 10

– (3 meses) abril 10

+ (7 días) abril 17

= (fecha probable de parto) abril 17 del próximo año

Algunos bebés se adelantan y otros se atrasan. La mayoría nace en un rango de 10 días antes o después de la fecha probable de parto. Pero por lo general, los niños no nacen exactamente en la fecha que se ha calculado. Así que espera a tu bebé en cualquier momento, desde 2 semanas antes hasta 2 semanas después de la fecha posible.

La historia de Tanya

Había planeado mi segundo embarazo de manera que mi hija tuviera más o menos 3 años para cuando naciera el bebé. Esperaba que mi mamá pudiera venir a ayudarme en casa. La última vez tuvo que trabajar y no pudo pedir permiso. Esta vez traté de quedar embarazada pensando en que el bebé naciera en verano, cuando ella no estuviera trabajando en el colegio. Afortunadamente, quedé embarazada sólo un mes después de que empezamos a intentarlo.

¿Qué sucede durante el embarazo?

Durante el embarazo, te puedes sentir muy diferente a como te has sentido siempre. Empiezas a ver cambios físicos en tu cuerpo y a sentir cambios emocionales. Tu bebé también crece y cambia rápidamente.

El embarazo está dividido en 3 períodos de tiempo (llamados *trimestres*) y cada período dura alrededor de 3 meses. La mayoría de la gente dice que el embarazo dura 9 meses. En realidad, dura un poco más (casi 40 semanas en total).

Cambios en el primer trimestre del embarazo

Este es el período de "formación" de tu bebé. Al final de los primeros 3 meses, todos los órganos de tu bebé (como el estómago, los pulmones, el corazón y los nervios) están formados y comienzan a funcionar. A las 14 semanas de embarazo, tu bebé:

- mide aproximadamente 8 centímetros de largo y pesa casi 1 onza
- tiene ojos, orejas, nariz y boca
- hace movimientos respiratorios aunque, por supuesto, no está respirando realmente (tu bebé recibe oxígeno de ti a través del cordón umbilical)
- tiene brazos, manos y dedos con huellas dactilares
- tiene piernas, rodillas, tobillos y dedos
- tiene un latido de corazón que se puede escuchar con un estetoscopio especial llamado *Doppler*

Durante los 3 primeros meses, tu bebé en desarrollo se vuelve muy activo aunque tú probablemente no sientas ningún movimiento todavía. Sus piernas patean y sus brazos se mueven. Se puede chupar el dedo pulgar, puede tragar líquido amniótico y *orinar* en dicho fluido. El líquido se mantiene limpio, ya que se renueva o limpia varias veces al día.

La historia de Cami

Yo sabía que había algo diferente aun antes de darme cuenta de que no me llegaba el período. Me dolían los senos. Luego fue una cosa después de otra. No podía resistir ciertos olores, como el ajo y el humo de cigarrillo. Tenía que pedirle a los amigos de Jeff que salieran a fumar en otro lugar. Me quedaba dormida viendo televisión y en el trayecto del bus. Cuando me quedaba quieta demasiado tiempo, me sentía mareada. Tenía náuseas varias veces al día. Afortunadamente, todo eso pasó (excepto por el rechazo a los olores) después de un par de meses.

Para ti, los primeros 3 meses de embarazo son un período en el que tu cuerpo y tu mente se acostumbran a ese nuevo estado. Al principio, sientes los efectos del incremento hormonal. Entre los cambios físicos que sufres, están los siguientes:

- ausencia de períodos menstruales
- náusea y vómito (aunque se les conoce como "malestar matutino", pueden ocurrir en cualquier momento del día)
- sensación de sueño y cansancio
- orina frecuente
- mayor cantidad de *flujo* (moco) vaginal (aunque no maloliente)
- cambios en tus senos (que ya se están preparando para lactar). Tus senos se agrandan, puedes sentir un cosquilleo en los pezones. Éstos se sienten suaves y el área que los rodea (llamada *areola*) se vuelve más oscura.

La idea de ser madre puede complacerte a ratos, pero en otros momentos tal vez te sientas preocupada y desdichada por estar embarazada. Puedes llorar con facilidad. Descubrir que estás embarazada quizá genere en ti diversas emociones, tales como:

- cambios de ánimo (sentimientos inesperados de alegría o tristeza)
- felicidad de tener un hermoso bebecito
- tristeza de tener menos libertad (necesidad de darle prioridad al bebé todo el tiempo)
- temor de pensar que las cosas entre tú y tu compañero pueden cambiar
- dudas sobre qué tan buena madre serás
- preocupación de no tener el dinero suficiente

Al final de los primeros 3 meses, tu útero tendrá el tamaño de una toronja. Algunas mujeres suben hasta 5 libras, pero otras no. Aunque los cambios físicos y emocionales pueden parecerte grandes, es posible que otras personas ni siquiera se den cuenta de que estás embarazada.

Cambios en el segundo trimestre del embarazo

Este es el período de "desarrollo" de tu bebé. A los 6 meses de embarazo, aún es diminuto y no está listo para nacer. Al final de la semana 24, tu bebé:

- mide entre 28 y 35 centímetros de largo y pesa aproximadamente 1 libra y media
- tiene un latido de corazón fuerte
- empieza a tener uñas en manos y pies
- es capaz de chuparse el dedo pulgar
- le da hipo

- empieza a oír
- puede darse vuelta y mover brazos y piernas
- puede agarrar con fuerza

La historia de María

Después de 3 ó 4 meses, tenía más energía, también recobré el apetito. Empecé a tener antojos de pimientos picantes. A mis amigas les parecía gracioso. ¡A veces eso era lo único que quería comer! Nada me quedaba bien, así que empecé a usar las camisas de John y me dejaba desabrochado el primer botón de los jeans cuando estaba en casa. En el trabajo, me sentía gorda hasta que compré algo de ropa de maternidad. Lo mejor de todo fue cuando empecé a sentir que nuestro bebé se movía. Al comienzo, la sensación era como de una pequeña palpitación. Luego supe que era nuestro bebé, pateando y revolcándose. Parecía estar fuerte y saludable.

Probablemente te sentirás bien durante estos meses intermedios del embarazo. Por lo general, las náuseas desaparecen y te sientes con más energía. Puedes notar nuevas señales del progreso de tu embarazo, como éstas:

- movimientos del bebé (sensación de ligeros golpecitos que te hacen pensar en burbujas de gas)
- evacuación intestinal dura *(estreñimiento)*
- antojos

- dolor agudo en la parte baja del vientre o la cadera cuando estornudas o te levantas bruscamente
- línea oscura *(línea negra)* desde el vientre (abdomen) hasta el ombligo
- oscurecimiento de la piel alrededor de los ojos y la nariz (llamado *máscara del embarazo*), que generalmente desaparece después del nacimiento
- congestión nasal
- sangrado de encías o de la nariz
- aumento de peso (más o menos 1 libra por semana)
- contracciones uterinas, pero no de parto *(contracciones Braxton-Hicks)*. Algunas contracciones son normales en el embarazo. Cuando sufres una contracción, tu útero se tensa y tu barriga se endurece. Tú misma puedes saber si estás teniendo contracciones Braxton-Hicks si observas que tu barriga cambia de forma en la medida en que el útero hace presión contra él. Tal vez necesites hacer presión sobre tu vientre con los dedos para saber si tu útero está duro. En algunos casos, contracciones como éstas indican un parto antes de tiempo *(parto prematuro)*. (Ver página 30 para saber la diferencia entre las contracciones de parto prematuro y las contracciones Braxton-Hicks).

En este período, tu útero es más grande y te ves embarazada. Algunas mujeres disfrutan su nueva apariencia y cómo se sienten, pero otras no. Es posible que:

- pienses que estás muy gorda, especialmente si tienes problemas para desplazarte
- te sientas más dependiente de otros
- sientas más interés por los niños y la maternidad

- sueñes despierta y sueñes más por la noche
- te sientas creativa
- percibas cambios en tus sentimientos hacia el sexo

Al final de los 6 meses, tu embarazo le parecerá más real a tus amigos y familiares. Ahora te ves más grande. Sientes que tu bebé se mueve, y otras personas también lo pueden sentir cuando tocan tu barriguita en crecimiento.

Cambios en el tercer trimestre del embarazo

Este es el período de "crecimiento" de tu bebé, quien se prepara para la vida fuera del útero. Al final del embarazo, generalmente su cabecita está hacia abajo. El bebé patea y se mueve, pero no se voltea ni gira mucho. Puede que sufra de hipo. Cuando esto sucede, sentirás el sobresalto del bebé igual que cuando tú tienes hipo. Al final de las 40 semanas, tu bebé:

- mide aproximadamente 51 centímetros y pesa entre 7 y 8 libras
- tiene uñas largas en los dedos de las manos
- tiene más cabello
- tiene períodos notorios de sueño y de vigilia
- escucha sonidos y voces

Hay mucho ruido en el útero. A tu bebé le gusta el sonido de los latidos de tu corazón, de tu estómago gorgoteando y de la sangre circulando a través de la placenta. Observarás que los ruidos repentinos y fuertes lo hacen saltar. El bebé puede escuchar tu voz. Trata de hablarle o cantarle.

La historia de Tanya

*Estaba sorprendida de lo gorda que me puse durante los últimos
meses de este embarazo. De repente, me aparecieron estrías rojas
en la barriga. Eso fue terrible. Esperaba que no me salieran. Era
agosto y sentía calor todo el tiempo. Me sentaba en la piscina
portátil con mi hija. Por la noche, colocaba el ventilador apuntando
hacia mí. Me encantaba que el bebé se moviera. Yo lo llamaba
'Golpeador' y Jason le decía 'Max el Fresco'. Empecé a sentir que
ya no podía esperar más la fecha del parto. ¡Quería conocer a
nuestro bebé y dejar de sentirme tan gorda y acalorada!*

Durante los 3 últimos meses de embarazo, tu útero crece hasta las
costillas. Muchos de los cambios que suelen suceder en este período provienen de tener una barriga más grande. Podrás notar algunos de estos
cambios o todos ellos:

- es difícil respirar profundamente
- te sientes adolorida por la presión que ejercen tus costillas
- las venas de tus piernas parecen más gruesas
- se te inflaman los tobillos
- sientes inflamación dolorosa de los vasos sanguíneos en el recto
  (hemorroides)
- el dolor de espalda te molesta
- orinas con más frecuencia
- tu sentido del equilibrio cambia

Las hormonas del embarazo producen otros cambios, tales como:

- *estrías* rojas en la barriga, los muslos o los senos (después del nacimiento se desvanecen y se convierten en pequeñas líneas brillantes)
- pequeñas erupciones o líneas rojas en la piel *(telarañas vasculares)*
- sensación de calor
- dificultad para dormir

Hacia el final del embarazo, tu útero se tensa (contrae) más. Estas *contracciones preparto* ayudan a aumentar el flujo sanguíneo hacia el útero. También empujan a tu bebé hacia el cuello uterino, haciéndolo más suave y delgado (ver página 80 para mayor información sobre cómo empieza el trabajo de parto).

Unas 2 semanas antes del parto, tu bebé puede descender más hacia la pelvis. Se dice entonces que el bebé ha *encajado*. Te resultará más fácil respirar y sentirás menos agrieras después de que el bebé baje. Sin embargo, tendrás que ir al baño con más frecuencia, puesto que la cabeza del niño ejerce presión sobre la vejiga.

Los padres que esperan un bebé, a menudo tienen sentimientos confusos durante este período del embarazo. Es posible que:

- estén listos para que el embarazo concluya
- necesiten más ayuda de otras personas
- les preocupe el hecho de lastimar a su bebé durante una relación sexual
- piensen más en sus propios padres y en cómo ellos los cuidaron
- les entusiasme la idea de tener un nuevo bebé

Todos estos sentimientos son normales. Hablar sobre tus temores y preocupaciones con alguien que sepa escuchar (tu compañero, un familiar, tu médico, tu enfermera o una amiga) te puede ayudar a sentirte mejor.

Hacia el final del embarazo, pensarás y te preocuparás más por el parto, el nacimiento y el bebé. Un curso profiláctico te puede enseñar más a ti y a tu compañero acerca del parto, el nacimiento y la crianza de tu bebé. Te preocuparás menos si estás preparada para estas experiencias.

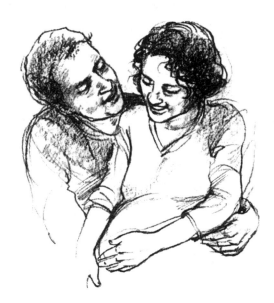

Preguntas que surgen durante el embarazo

Las mujeres embarazadas tienen muchas preguntas. Eso depende de lo que esté pasando en tu vida mientras estás embarazada, te surgirán ciertas preguntas y tendrás algunas preocupaciones. Esta sección ayuda a responder algunas de esas inquietudes.

¿Puedo tener sexo durante el embarazo?

Tus sentimientos en relación con el sexo pueden cambiar durante el embarazo. Estos sentimientos son comunes:

- Algunas mujeres se pueden sentir hermosas y atractivas sexualmente, mientras que otras se sienten torpes y gordas.

- Una mujer se puede sentir amada por un compañero cariñoso, mientras otra puede estar sola o en una relación difícil.
- El compañero de una mujer puede perder el interés en ella al ver que su vientre crece, mientras que a otro le puede encantar.
- Algunas mujeres no desean en absoluto tener sexo cuando están embarazadas; otras sí.

Es posible que los cambios corporales, como las náuseas, el cansancio o la sensibilidad de tus senos, afecten tus deseos sexuales. También puede cambiar lo que te parece excitante. Algunas mujeres no quieren tener sexo, pero desean que las abracen, las mimen y las amen. Tu compañero puede entender o no tu cambio de interés en hacer el amor. De igual manera, sus deseos sexuales podrían cambiar. Tal vez el embarazo sea estresante para ambos. Hablen sobre su vida sexual, traten de entender y respetar los sentimientos de cada uno.

No debes tener relaciones sexuales si:

- Tu médico o enfermera te dijo que no tuvieras relaciones.
- Estás en riesgo de parto prematuro (parto que ocurre más de 3 semanas antes de tu fecha programada).
- Has tenido sangrado vaginal durante el embarazo.
- Tienes cólicos dolorosos después de tener relaciones.
- Tu compañero sexual tiene o podría tener una enfermedad de transmisión sexual.
- No quieres tener sexo.

De lo contrario, está bien tener sexo. Aunque las contracciones uterinas son normales cuando alcanzas un orgasmo, éstas no le causan problemas al bebé durante un embarazo saludable. Si tienes un nuevo compañero durante el embarazo, recuerda usar métodos para tener sexo seguro y pídele que use condón. Él podría tener una enfermedad y transmitírtela durante la relación.sexual (como herpes genital, VIH, condilomas u otra infección).

El sexo puede ser más cómodo si no te acuestas sobre la espalda recibiendo el peso de tu compañero sobre tu vientre. Intenta otras posiciones, como acostarte de lado con tu compañero detrás de ti, o tu compañero acostado y tú encima de él. Si no quieren tener sexo, estas posiciones igualmente les permitirán acariciarse.

¿Tu edad influye?

Las mujeres pueden quedar embarazadas a cualquier edad, desde la adolescencia hasta antes de los 50 años. La mejor edad parece estar entre los 20 y los 35 años. A esa edad, los embarazos tienen menos problemas. Sin embargo, la buena salud es más importante que la edad. Toda mujer debería consultar a un médico tan pronto como sepa que está embarazada. A cualquier edad, una buena salud durante el embarazo te ayuda a ti y al bebé.

¿Qué pasa cuando ya tienes otro hijo?

Cuando quedas embarazada de nuevo, el embarazo no parece tan emocionante como el primero. Te preguntas cómo va a reaccionar tu hijo mayor con el nuevo bebé. Será más difícil tener tiempo para descansar. Además, asistir a las citas con tu médico puede ser más complicado si tienes que llevar a tu hijo mayor contigo.

Notarás con mayor anterioridad que estás embarazada. Los cambios generados por el embarazo suceden más fácilmente en un cuerpo que ya ha pasado por esa experiencia.

- Sientes los movimientos del bebé más temprano.
- Tu útero se puede agrandar más rápido.

- Puedes sentir más contracciones preparto hacia el final del embarazo.

Muchas 'madres por segunda vez' se preocupan por el siguiente parto. "¿Será más difícil que el primero?", "¿Podré soportar el dolor?". Si una experiencia de parto anterior te causó temor o si tuviste problemas, tal vez te preocupe tu próximo parto. Esta preocupación es normal. Hablar de lo que te inquieta con tu compañero o con las personas encargadas del cuidado de tu salud puede ser útil. Si ellos conocen tus temores, pueden pensar en la forma de ayudar a que te sientas mejor.

Muchas 'madres por segunda vez' se preguntan si tendrán suficiente amor para otro hijo. Podrías pensar que cuando amas tanto a tu primer hijo, el segundo no recibirá lo mismo. O también podría preocuparte el hecho de amar menos a tu primer hijo después de que llegue el nuevo bebé. Estas son inquietudes comunes de muchas madres. Recuerda que es posible amar a muchas personas. El amor no se agota, puedes amar a otro bebé sin quitarle amor a tu hijo mayor.

La historia de Tanya

Esta vez no disfruté tanto el embarazo. Alzar a mi hija y agacharme a recoger juguetes me hacía doler la espalda. Jason y yo no hablábamos mucho de mi embarazo. Pasábamos más tiempo pensando en el nuevo bebé. También nos preguntábamos qué pensaría Molly de tener un hermano o una hermana.

¿Qué tal si estás esperando mellizos, trillizos o más?

Cuando una mujer está esperando más de un bebé, se habla de un *embarazo múltiple*. Una señal de embarazo múltiple es escuchar dos o más latidos de corazón. Además, subes de peso y tu útero crece más rápidamente que si tuvieras un solo bebé. Un escáner de ultrasonido (equipo que utiliza ondas sonoras para ver dentro de ti) muestra con claridad si tienes más de un bebé.

Tener un embarazo múltiple es emocionante y a la vez estresante. La mayoría de las personas piensan que los mellizos o los trillizos son especiales, aunque significan mucho más trabajo. Gestar más de un bebé le exige a tu cuerpo esfuerzos adicionales. Tendrás que:

- Consumir más alimentos.
- Descansar más.
- Ir al *obstetra* (médico especializado en el tratamiento de problemas de nacimiento) en lugar de visitar a una partera o un médico de cabecera, ya que los bebés tienden a nacer antes de tiempo.

Si estás esperando varios bebés, podrías hablar con otros padres que estén en la misma situación.

¿Es el embarazo diferente si has sido o eres víctima de abuso?

Cuando una mujer ha sido abusada física, sexual o emocionalmente, incluso hace mucho tiempo, puede tener reacciones inesperadas durante el embarazo, el parto y el *postparto* (período después del parto).

Si una persona más fuerte te lastimó o abusó de ti, puede ser difícil confiar en otra persona fuerte. Por ejemplo, en tu médico. Para una víctima de abuso sexual, los exámenes vaginales o la desnudez pueden ser sumamente molestos e incómodos. Algunas mujeres que han sido abusadas piensan que tener un parto vaginal sería insoportable.

Si has sido abusada en el pasado o si estás en una situación de abuso en este momento, el embarazo y el parto serán más estresantes para ti. Habla con tu médico o enfermera sobre tus sentimientos y experiencias. Esto servirá para que recibas el cuidado que más se ajuste a tus necesidades.

Nadie merece ser golpeado, gritado ni forzado a tener sexo. Si eso te está sucediendo, debes protegerte a ti y a tu bebé. Aunque sientas que no puedes salir de la situación, al menos trata de buscar lugares o personas que te ayuden. Ellos también te pueden apoyar si decides salir.

Ejemplos de personas que pueden ayudar en un sistema de apoyo

- Familia y amigos
- Enfermeras y personal de la Secretaría de Salud departamental y local
- Miembros y personal de la iglesia
- Consejeros escolares

¿Qué se siente ser madre soltera?

El embarazo y la maternidad pueden ser difíciles cuando no tienes un compañero. Ser padres es una dura labor y un trabajo generalmente compartido por dos personas. Habrá momentos en los que te preguntes si eres capaz de hacerlo. Puedes sentirte sola y desear tener un compañero en quien confiar. En otros momentos, puedes sentirte agradecida de no tener que lidiar con un compañero exigente y poco amable.

Es particularmente difícil si no tienes familia y amigos que te ayuden. Es un momento en el que puedes recurrir a otros en busca de ayuda y apoyo emocional.

¿Qué pasa cuando estás embarazada y planeas dar tu hijo en adopción?

Cuando estás planeando dar tu hijo en adopción, experimentarás los sentimientos y cambios propios del embarazo, pero no sentirás alegría. Eso puede ser estresante. Las semanas posteriores al nacimiento también pueden ser difíciles. Confía en tu grupo de apoyo para que te ayude a superar este momento difícil.

La decisión de entregar a su hijo a una familia adoptiva es una opción que muchas mujeres solteras consideran, especialmente si no están preparadas o en capacidad de criar un niño. No es una determinación fácil para la mayoría de las mujeres. Lo pensarás una y otra vez. Ayuda mucho discutirlo con una persona que no pretenda hacerte tomar una decisión en un sentido o el otro. Habla con alguien que te ayude a pensar qué es lo mejor para tu bebé y para ti. Sea cual sea tu decisión, necesitarás gente amable que te apoye. Estas personas también te pueden ayudar durante y después del nacimiento de tu bebé.

Algunas mujeres asisten a un curso profiláctico para prepararse para el parto y el nacimiento. Aunque te sientas incómoda en una clase llena de gente que conservará a sus bebés, puedes encontrar aceptación y aprender mucho acerca del nacimiento. Los cursos profilácticos aumentan las probabilidades de que tengas la mejor experiencia posible. Querrás tener un buen recuerdo de tu alumbramiento, que te acompañará por el resto de tu vida.

Tal vez quieras escribirle una carta al bebé en la que le hables sobre tu embarazo y su nacimiento. Junto con un juguete o un regalo, éste podría ser un obsequio especial de tu parte.

Nota especial para los padres

Esperar el nacimiento de tu hijo puede ser emocionante pero difícil. A veces toma un tiempo hacerse a la idea de ser padre, especialmente si el embarazo fue una sorpresa. A medida que empiezas a pensar en tu bebé, recordarás tu propia niñez, los momentos buenos y los difíciles. Quizá recuerdes cosas que te ocurrieron, por las que no quieres que tu hijo pase. Tal vez anheles otras que harás con tu hijo cuando crezca.

Un futuro padre a veces piensa en todos los cambios que trae su nuevo papel. Tal vez te preocupe:

- *Perder tu libertad.* Sabes que los bebés requieren atención constante y que de ti se espera más colaboración en casa.
- *Tener dinero suficiente.* Puede que te sientas más responsable de sostener a tu familia.
- *La posible muerte de tu compañera o del bebé.* Esto puede llevarte a ser muy protector con tu pareja. Tal vez te preocupe tu propia muerte.
- *Sentirte indeseado.* Puede que sientas que tu compañera no te ama tanto como antes de quedar embarazada. Al mismo tiempo, se espera que hagas más por ella. Ayuda mucho compartir con ella esos sentimientos. Posiblemente ella no sepa cómo te estás sintiendo.
- *Tu papel durante el parto y el nacimiento.* Puede que te preguntes: "¿Qué voy a hacer yo durante el parto? ¿Me voy a desmayar?". Los cursos profilácticos, los libros y las charlas con otros padres te ayudarán a prepararte para desempeñar tu papel durante el parto y el nacimiento. Además, tener a otra persona en el momento del parto puede ayudar a liberarte de la presión. (Para más información sobre tu papel durante el parto, ver página 126).
- *Cambios físicos e incomodidades.* Algunos hombres suben de peso y tienen antojos, náuseas o dolor de espalda, igual que sus compañeras embarazadas. Esa es la forma de mostrar simpatía por tu pareja.

2

Asistencia médica durante el embarazo

Mientras estés embarazada, querrás mantenerte saludable. Para hacerlo, debes visitar regularmente a un profesional de la salud que pueda controlar tu condición y la de tu bebé.

El cuidado prenatal es importante

El cuidado prenatal es la asistencia médica que recibes mientras estás embarazada. Un médico, una partera, una enfermera u otra persona especializada pueden brindar cuidado prenatal. Durante tu embarazo, tendrás muchas citas y exámenes que le ayudan a la persona encargada del cuidado de tu salud a:

- revisar tu salud
- revisar qué tan bien está creciendo tu bebé
- identificar cualquier problema y tratarlo antes de que se vuelva serio
- mostrarte cómo cuidarte a ti misma y a tu bebé en crecimiento

En tu primera visita prenatal, te harán un examen físico completo y varias pruebas de laboratorio. Te preguntarán qué enfermedades y cirugías has tenido anteriormente. Asegúrate de que tu médico o enfermera sepa de cualquier medicamento que estés tomando. Probablemente tendrás la oportunidad de comentarle tus preocupaciones y planes para el embarazo. Durante la mayor parte del embarazo tendrás citas una vez al mes. A medida que se acerca tu fecha programada, las citas se harán cada dos semanas o cada semana.

A veces es difícil llegar a tus citas. Si tienes dificultades para ir al consultorio o clínica, o si está haciendo mal tiempo, tal vez pienses en perder la cita. En vez de hacerlo, trata de buscar a alguien que te lleve. No es aconsejable que pierdas tus citas médicas durante el embarazo. Puedes pedirle a una enfermera pública que te ayude con el transporte o con el cuidado de los niños. También es posible encontrar ayuda en la cobertura de tu plan de asistencia médica.

Para sacar el mejor provecho de tus visitas, haz una lista de tus preguntas e inquietudes antes de ir. Si llegas a perder una cita, llama al consultorio o clínica y programa otra.

La historia de Jenny

Estaba pensando en no ir a la cita. Estaba haciendo demasiado frío y humedad como para tomar el bus. Mi madre llamó para saber cómo estaba y se enteró de que no iba a ir. Se molestó mucho y se ofreció a llevarme. Tuve que aguantarme sus regaños todo el camino, pero tenía razón. Era importante ver al doctor. Ahora sé que no hay nada de malo en llamar y pedirle a alguien que te lleve.

Si tienes que ir con tus hijos mayores, el tiempo en la sala de espera puede parecer una eternidad. Llévales juguetes a los niños y algo ligero de comer. Pídele a tu compañero o a una amiga que te acompañe.

¿Qué opciones tienes en cuanto a proveedores de asistencia médica?

Si cuentas con un seguro médico, debes averiguar qué proveedores están a tu disposición. Si tienes bonos o cupones de atención, averigua quién los acepta para atención de maternidad. Si no tienes seguro ni bonos y no puedes pagar, habla con la Secretaría de Salud o con un trabajador social en un hospital cercano. Tal vez recibas ayuda para cubrir los costos del cuidado prenatal.

Asistencia médica para mujeres en embarazo

- Los obstetras son médicos especialistas en el cuidado de la mujer durante el embarazo y el parto, hasta varias semanas después.
- Los médicos de cabecera proveen asistencia médica a toda la familia. Algunos cuidan a las mujeres durante el embarazo, el parto y el posparto (período después del nacimiento). También tratan bebés recién nacidos.
- Las parteras proporcionan ayuda a las mujeres que tienen bajo riesgo de complicaciones durante el embarazo o el parto. La mayoría de ellas son enfermeras-parteras certificadas.
- Las asistentes de enfermería proveen asistencia en una clínica o consultorio junto con los médicos o parteras. Ellas atienden a las mujeres antes y después del nacimiento del bebé, pero no prestan ayudan durante el parto.

- Los médicos naturistas practican la medicina natural, no son doctores. Algunos también son parteros y proveen asistencia a las mujeres durante el embarazo, el nacimiento y el posparto.

¿Dónde nacerá tu bebé?

La mayoría de los bebés en Estados Unidos y Canadá nacen en hospitales. Quizá tú puedas escoger o no el hospital. Eso depende de la cobertura de tu plan de asistencia médica y del lugar donde vivas. Para saber más sobre un hospital particular, haz un recorrido por el mismo. También puedes hablar con tus amigos sobre los diferentes hospitales que hay en tu zona (para más información sobre recorridos hospitalarios, ver página 72).

Algunas mujeres quieren dar a luz en casa o en un centro de atención materna fuera del hospital. Los centros de atención materna son más pequeños que los hospitales y ofrecen un ambiente como el de casa. Algunas mujeres los prefieren porque hay menos equipos médicos.

Puede que la opción de dar a luz fuera de un hospital esté disponible en tu zona. Sin embargo, esta alternativa sólo es posible si tienes un *embarazo de bajo riesgo* (un embarazo sin mayores complicaciones) y si esperas un parto normal. Si se presentan problemas durante el alumbramiento, o si deseas medicina para controlar el dolor, serás transferida a un hospital donde te atenderán. El costo de un parto fuera del hospital usualmente es más bajo que el costo del servicio hospitalario. Si estás interesada en un parto fuera del hospital, revisa tu seguro de salud o consulta en la Secretaría de Salud de tu localidad para ver si los costos están cubiertos.

¿Qué pruebas prenatales se hacen generalmente?

Durante el embarazo, te harán exámenes para saber cómo están tú y tu bebé. Para entender la razón por la cual se hace una prueba, haz las siguientes preguntas:

- ¿Cuál es el propósito de la prueba?
- ¿Cómo se hace?
- ¿Corremos mi bebé o yo algún riesgo?

Tienes derecho a preguntar cuando necesites más información para tomar la mejor decisión con respecto al cuidado de tu salud.

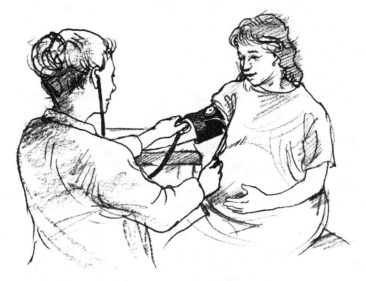

Entre las pruebas que comúnmente se hacen durante el embarazo, están las siguientes:

- pruebas de orina
- pruebas de sangre
- medición de presión arterial
- pruebas de peso

- exámenes pélvicos (tu médico o enfermera revisa los cambios que suceden en el cuello uterino colocando dos dedos en tu vagina)
- exámenes abdominales (tu médico o enfermera palpa tu abdomen para revisar el crecimiento y la posición de tu bebé)
- escucha de los latidos del corazón de tu bebé *(frecuencia cardiaca fetal o FCF)*

Si una de estas pruebas indica un posible problema, entonces es probable que se ordenen otros exámenes más específicos, entre los cuales están:

- *escaneo con ultrasonido* (uso de ondas sonoras para crear una imagen de video del útero y el bebé)
- *amniocentesis* (extracción y análisis de fluido del útero)
- toma y análisis de fluido vaginal
- *prueba de no estrés* (tu médico o enfermera escucha cómo se comporta la frecuencia cardiaca del bebé cuando éste se mueve dentro del útero)
- otras pruebas de sangre que muestran más que la primera

¿Cuándo debes llamar a tu médico o partera?

Es importante prestar atención a cómo te sientes durante el embarazo. Si estás preocupada o te sientes enferma, llama a tu médico o partera. Además, si muestras alguna señal de complicación de tu embarazo, llama inmediatamente. La mayoría de los problemas se pueden tratar antes de que se vuelvan serios.

Señales de advertencia de problemas en el embarazo

Si observas alguna de estas señales, llama inmediatamente a tu médico o partera:

- Sangrado vaginal (aunque sea en pequeña cantidad)
- Dolor en el abdomen
- Tensión (contracciones) o calambres en el abdomen que vienen y van (y continúan por una hora o más)
- Tensión constante y dolorosa en el abdomen (con o sin sangrado vaginal)
- Goteo o chorro de agua proveniente de la vagina
- Una o todas las siguientes señales de tensión arterial alta:

  ❖ Inflamación repentina de las manos, los pies o la cara

  ❖ Dolor de cabeza severo que dura varias horas

  ❖ Problemas de visión (manchas, destellos, visión borrosa)

  ❖ Mareo severo, vértigo o sensación de desmayo

- Área roja dolorosa en la pierna (o dolor en la pierna cuando te levantas o caminas)
- Dolor o sensación de ardor cuando orinas
- Dolor, picazón o mal olor en la vagina
- Fiebre (temperatura de 38°C o 100.4°F o más, tomada con el termómetro en la boca)
- Náusea y vómito que no puedes controlar
- Ningún movimiento de tu bebé durante 12-24 horas

Posibles problemas en el embarazo

Algunos de los siguientes problemas pueden generar las señales de advertencia mencionadas en el cuadro anterior:

Parto prematuro

Si tienes contracciones antes de la semana 37 de tu embarazo, puedes estar en situación de *parto prematuro*. Los bebés que nacen antes de tiempo tienen más problemas de salud que los que nacen a término. Por esta razón, es importante prevenir o detener las contracciones de parto prematuro.

¿Cómo sabes si vas a tener un parto prematuro?

No es fácil decir si tienes contracciones de parto prematuro. Las señales de esta condición son muy similares a las sensaciones normales durante el embarazo. Tu médico o enfermera puede ayudarte a identificarlas. Llámalos si tienes dos o más de estos síntomas:

- Contracciones uterinas frecuentes y regulares (más de 5 por hora, que se repiten durante 2 horas o más)
- Cólicos que te causan molestia en la parte baja del abdomen
- Dolor sordo en la parte baja de la espalda que no proviene de haberte lastimado
- Presión en la parte baja del abdomen o en los muslos (pesadez pélvica)
- Más evacuación intestinal de lo normal o diarrea
- Aumento repentino o cambio en el flujo vaginal (más moco, agua, o moco con sangre)
- Sensación general de que algo no está bien

Revisión de las contracciones

Las contracciones vienen por oleadas a medida que el útero se tensa y se relaja. Cuando tu útero se contrae, se siente duro. Cuando se relaja, se siente más suave. Es posible que las contracciones de parto prematuro no sean dolorosas. Cuando son constantes, bastante regulares y van acompañadas de algunos de los síntomas enumerados en la página anterior y arriba, puedes estar en trabajo de parto. Para revisar las contracciones:

1. Bebe 2 vasos grandes de agua y luego ve a orinar.
2. Siéntate con los pies en alto y relájate.
3. Coloca las yemas de tus dedos suavemente pero con firmeza sobre tu abdomen, en la parte superior del útero, para saber si éste se pone duro de manera regular.
4. Cuenta las contracciones durante 1 hora.

Llama a tu médico o partera si:

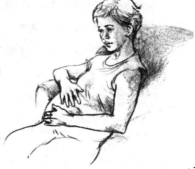

- tienes contracciones cada 10 minutos o menos (es decir 6 o más contracciones en 1 hora)

y

- tienes otros síntomas de parto prematuro.

¿Cómo puedes detener las contracciones de parto prematuro?

Tu médico o enfermera puede pedirte que hagas lo siguiente para tratar de detener las contracciones y prevenir un nacimiento prematuro:

1. Bebe mucha agua. Trata de beber por lo menos 8 vasos al día. A veces la deshidratación (no beber suficiente agua) causa contracciones.

2. Quédate acostada o pasa menos tiempo de pie.

3. Revisa las contracciones y observa si tienes otros síntomas de trabajo de parto.

4. No tengas sexo.

5. No acaricies ni te frotes los pezones.

6. Toma los medicamentos que tu médico o partera te indiquen. Algunos medicamentos pueden detener el trabajo de parto. Otros tratan la causa (por ejemplo, una infección renal o una infección vaginal).

La historia de Cami

Un día tenía que ir al baño a cada rato. A veces casi no alcanzaba a llegar a tiempo. Sentía mucho ardor cuando orinaba. Sabía que algo andaba mal, así que llamé al doctor. Me dijo que probablemente tenía una infección renal y me ordenó un antibiótico. También me dijo que se alegraba de que lo hubiera llamado. Si me hubiera esperado, el trabajo de parto habría podido comenzar y el bebé habría nacido antes de tiempo. Yo también me alegro de haberlo llamado.

Infecciones

Ciertas infecciones durante el embarazo pueden causarte problemas a ti y a tu bebé. El que una infección sea grave o no para el bebé depende de cuándo la adquieras y de qué la haya causado. Algunas infecciones le hacen daño al bebé sólo si las sufres durante los 3 primeros meses de embarazo (la rubéola, por ejemplo). Otras son peligrosas si sufres la infección cuando nace el bebé (por ejemplo, herpes genital). Por otra parte, algunas pueden causar problemas en cualquier momento del embarazo (el VIH, por ejemplo). No obstante, el hecho de que tú tengas una infección no significa que tu bebé haya sido infectado o que haya sufrido daño.

Asegúrate de avisarle a tu médico o enfermera si tienes alguna de estas señales de infección:

- fiebre
- dolor en la zona vaginal
- flujo vaginal inusual
- dolor al orinar
- sarpullido
- vómito
- sensación de mareo

Cuando visites a tu médico, es posible que te practique unas pruebas y te dé un tratamiento si es necesario. El tratamiento contra una infección depende del tipo de germen (bacteria o virus) que la cause. Si la infección es causada por una bacteria, probablemente te formulará un *antibiótico* (medicamento que ataca el germen).

Diabetes

Diabetes significa que tienes demasiada azúcar en la sangre. Este problema se debe a que tu organismo no produce *insulina*, una hormona que le ayuda a tu cuerpo a usar la *glucosa* (azúcar) como fuente de energía. La *diabetes gestacional* es un tipo de diabetes que se empieza a desarrollar durante el embarazo. Aproximadamente en la semana 26, la mayoría de los médicos ordenan una prueba de glucosa para determinar si la mujer tiene diabetes gestacional.

Tanto si sufres de diabetes antes del embarazo como si la desarrollas durante el mismo, deberás controlar cuidadosamente los niveles de azúcar en tu sangre. Esto ayudará a prevenir problemas para el bebé, tales como ser demasiado grande, tener un nivel bajo de azúcar en la sangre o desarrollar defectos de nacimiento. El tratamiento por lo general incluye una dieta especial, ejercicio regular y, en algunos casos, inyecciones de insulina.

Presión arterial alta

En el embarazo, la presión arterial alta (*hipertensión*) puede causar serios problemas para ti y para el bebé. La *hipertensión inducida por el embarazo* (HIE) es un tipo de presión arterial alta que se inicia durante el embarazo. También recibe el nombre de *preeclampsia* o *toxemia*. Cuando una mujer tiene HIE, no llega suficiente sangre al útero, lo que significa menos oxígeno y menos alimento para el bebé. Si no se trata a tiempo, la HIE puede empeorar y causar ataques, coma o incluso la muerte de la madre.

Debido a que es importante detectar si tienes HIE, en cada visita prenatal se mide tu presión arterial. Descubrir oportunamente la presión arterial alta, permite tratarla para que no se vuelva peligrosa. Una vez que el bebé nace, generalmente la presión arterial vuelve a ser normal.

¿Cuáles son los síntomas de la HIE?

Puedes presentar alguna de las siguientes señales o síntomas. Si notas alguno de éstos, llama a tu médico o enfermera tan pronto como sea posible:

- Inflamación *(edema)*, especialmente en las manos y la cara
- Rápido aumento de peso
- Dolor de cabeza, visión borrosa, visión de manchas
- Dolor en la parte superior del abdomen, cerca del estómago

En tus visitas prenatales, las personas encargadas del cuidado de tu salud están pendientes de otras señales de HIE y buscan:

- presión arterial superior a 140/90 (HIE moderada) o por encima de 160/110 (HIE severa)
- proteína en la orina

¿Cómo puedes controlar la presión arterial alta?

Si tienes HIE, el tratamiento a seguir depende de la gravedad de tu condición. Tal vez necesites acostarte más durante el día. Descansar y reducir el estres en tu vida puede ayudar. Trata además de relajarte mientras estás acostada, usando la técnica de respiración lenta que se describe a partir de la página 118.

Es posible que necesites reposo absoluto (permanecer en cama excepto para ir al baño o para comer). Estar en cama todo el tiempo es difícil, especialmente si tienes niños gateando en casa. Trata de buscar a alguien que te ayude a cuidarlos. Cuéntale a tu médico o enfermera si tienes inconveniente para seguir sus instrucciones de reposo absoluto.

Te pueden formular algún medicamento para bajar la tensión arterial o para prevenir sus efectos dañinos. Es importante que sigas las instrucciones de tu médico o enfermera. Tú y tu bebé estarán más saludables.

Problemas con la placenta

Se dice que hay *placenta previa* cuando la placenta está encima del cuello uterino. Un escaneo con ultrasonido durante el embarazo le permite a tu médico detectar esta rara condición. Con frecuencia, una placenta que cubre todo o parte del cuello uterino al comienzo del embarazo luego se desplaza y no causa ningún problema. Pero si la placenta se mantiene encima del cuello uterino, es necesario planear una cesárea antes de que empiece el trabajo de parto, (ver página 161 para más información

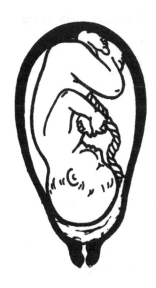

sobre nacimiento por cesárea). Algunas veces la placenta previa produce sangrado vaginal en el último mes de embarazo. Aunque no es una condición dolorosa, debes llamar al médico inmediatamente porque es señal de que tu cuello uterino está comenzando a abrirse.

Cuando hay *desprendimiento de la placenta,* este tejido empieza a desprenderse del útero. Es raro pero, si sucede, ocurre en los últimos meses del embarazo o durante el trabajo de parto. Si tienes un desprendimiento de placenta, es posible que tengas estos síntomas: sangrado vaginal, dolor abdominal severo y endurecimiento del útero. Tu médico puede identificar el tamaño de la separación mediante un escaneo con ultrasonido. El tratamiento puede ser reposo en cama si el desprendimiento es menor. Si el bebé está en peligro, se hace una cesárea.

Conclusión

Después de leer esta sección, parecería que todas las mujeres embarazadas tienen problemas. De hecho, la mayoría de las mujeres tienen embarazos saludables. Si dispones de información sobre cómo cuidarte durante el embarazo, seguramente tendrás un bebé muy sano.

3

Cómo mantenerte saludable durante el embarazo

Lo que hagas (y no hagas) durante el embarazo les ayudará a ti y a tu bebé a mantenerse sanos. El embarazo también puede ser un período para mejorar tu salud. Si creas un estilo de vida sano en este momento, seguramente lo mantendrás después de que nazca tu bebé. Este capítulo te dice cómo sentirte sana, segura y cómoda durante el embarazo.

Aliméntate bien durante el embarazo

Consumir alimentos sanos es importante para mantenerte sana y gestar un bebé saludable. Durante el embarazo, el bebé que llevas en tu vientre obtiene nutrientes de los alimentos que tú consumes. Además, tu cuerpo almacena nutrientes preparándose para la lactancia.

Consejos para tener un bebé sano

1. Asiste regularmente a las citas de cuidado prenatal.
2. No fumes, no bebas alcohol, ni consumas drogas.
3. Toma tu vitamina prenatal diariamente.
4. Sigue los consejos de tu médico o enfermera en cuanto al consumo de medicamentos.
5. Trata de mantenerte alejada de químicos tóxicos y de situaciones que te puedan hacer daño.
6. Mantén un estilo de vida saludable:
   - consumiendo alimentos naturales
   - haciendo ejercicio regularmente
   - reduciendo el estrés
   - durmiendo y descansando lo necesario
   - usando un cinturón de seguridad

Sigue estas pautas para mantenerte sana durante el embarazo:

- Consume una dieta balanceada.
- Aumenta el peso correcto (no muy poco, no demasiado), entre 20 y 35 libras.
- Toma suficiente líquido cada día.
- Toma una vitamina prenatal diaria que contenga hierro y ácido fólico.

¿Qué debes comer?

Durante la segunda mitad del embarazo, necesitarás más alimentos naturales que antes de estar embarazada. Eso significa que debes comer

¿Qué son los nutrientes?

Los nutrientes comprenden proteínas, carbohidratos, grasas, vitaminas, minerales y agua. Provienen de los alimentos, las pastillas y los suplementos alimenticios, pero el consumo de alimentos es generalmente la mejor manera de obtenerlos.

algunas porciones adicionales cada día. Consume alimentos variados y concéntrate en aquellos que son ricos en proteína, calcio y hierro. Mantente alejada de la comida poco sana, como las papas fritas, las tortas, las galletas, el dulce y las gaseosas.

Ejemplos de porciones

Verduras	½ taza
Frutas	1 porción de fruta
Granos	1 tajada de pan, 1 rosquilla, o ½ taza de cereal o arroz cocido
Productos lácteos	1 taza de leche o de yogur, o un cubo de queso de 2.5 cm
Proteínas	2 onzas de carne, pollo o pescado; 2 huevos; o $^2/_3$ de taza de granos cocidos nueces
Líquidos	8 onzas de agua o jugo

Consejo sobre la alimentación

Para obtener suficientes vitaminas y minerales, consume frutas y verduras de colores diferentes. Busca variedad de colores en el supermercado o la tienda. Los colores más brillantes o los más oscuros son los mejores. Por ejemplo, la lechuga verde oscura es más alimenticia que la verde clara.

Una buena dieta diaria durante el embarazo incluye muchos de los siguientes alimentos:

- verduras frescas (4 porciones)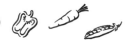

- frutas (3 porciones)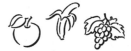

- cereales enteros y panes, tortillas o arroz (9 porciones)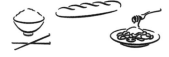

- productos lácteos que contengan calcio: leche, queso o yogur (3 porciones)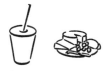

- alimentos proteínicos: carne, pollo, pescado, frutos secos, huevos o granos (3 porciones)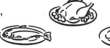

- líquidos: agua (8 vasos), además de leche o jugo

Algunos alimentos son especialmente importantes para las mujeres embarazadas. Trata de consumir diariamente algunos de los siguientes:

- alimentos ricos en hierro: carnes rojas (res, cerdo), carnes blancas (pavo, pollo) y yemas de huevo
- alimentos que contengan algo de hierro: ciruelas pasas, fríjoles, lentejas, almendras, nueces, verduras de color verde oscuro o melazas no refinadas
- una pequeña cantidad de grasa para cocinar o añadir sabor: aceite (de oliva, de canola o vegetal) o mantequilla

¿Con qué debes tener cuidado en la alimentación?

Cafeína. El café, el té, las colas y algunas otras bebidas contienen cafeína. Algunos medicamentos que se compran libremente en droguerías y farmacias para el dolor de cabeza y el resfriado también contienen cafeína. Lee las etiquetas para saber cuáles son sus componentes. Además, el chocolate contiene un químico que es similar a la cafeína.

Hay problemas cuando se consume demasiada cafeína durante el embarazo. Esta sustancia puede modificar el ritmo cardíaco de tu bebé, lo mismo que el tuyo. También reduce el calcio y el agua que hay en tu cuerpo. Adicionalmente, la cafeína aumenta las hormonas del estrés que hacen que los vasos sanguíneos se vuelvan más estrechos. Esto puede reducir la cantidad de oxígeno y de nutrientes que recibe tu bebé. Para reducir las posibilidades de sufrir estos problemas, trata de limitar el número de bebidas con cafeína a 1 ó 2 tazas por día durante el embarazo.

Hierbas y suplementos. Hoy en día se consiguen muchos productos herbales y *suplementos* alimenticios (cualquier cosa adicional a tu dieta regular, incluyendo vitaminas y minerales) en droguerías y farmacias.

Algunos son útiles, pero otros pueden ser dañinos. La palabra *natural* no siempre significa "seguro". Puesto que no se sabe mucho sobre los riesgos que producen la mayoría de las hierbas, evita consumirlas mientras estás embarazada, a menos que hables primero con tu médico o enfermera.

Sustancias que no son alimento. Los antojos son comunes en el embarazo y no son perjudiciales. A muchas mujeres les dan ganas de comer pepinillos, helado y alimentos picantes. Sin embargo, algunas sienten deseos de comer cosas que pueden no ser sanas o seguras. Por ejemplo, tierra, arcilla, hielo, escarcha del congelador, fósforos quemados, cenizas de cigarrillo, carbón o bolas de naftalina.

El gusto por sustancias no comestibles se llama *pica*. Comer estas cosas no es bueno para ti ni para tu bebé. Esas sustancias pueden reemplazar nutrientes importantes o ser peligrosas para el bebé. Si sientes la necesidad de comer cosas diferentes a comida, habla con tu médico. Él puede ayudarte.

Bacterias y químicos dañinos en los alimentos. Consulta con tu médico qué alimentos debes reducir o evitar durante el embarazo.

Durante la gestación, no debes consumir alimentos que puedan contener bacterias que resulten peligrosas para tu bebé. Por ejemplo, debes evitar comer pescados y mariscos crudos, lo mismo que carnes poco cocidas o procesadas. Busca la palabra *pasteurizado* (cocido) en las etiquetas de los quesos, y evita aquellos (como el queso azul o el brie) que no sean pasteurizados.

Algunos pescados, como el tiburón y el pez espada, no deben ser consumidos nunca durante el embarazo. Contienen grandes cantidades de mercurio, que es peligroso para los bebés en gestación y los niños. Otros pescados, como el atún blanco, tienen menos cantidad de mercurio y se pueden comer una vez a la semana. El atún claro enlatado, el salmón, los camarones y el bagre son bajos en mercurio. Se pueden consumir dos veces por semana.

¿Qué tanto debes aumentar de peso durante el embarazo?

Si subes entre 9 y 15 kilos, tienes más probabilidad de tener un bebé saludable que si aumentas mucho más o mucho menos de peso. No obstante, si comes bien y haces ejercicio, puedes estar segura de que el peso que ganes será el adecuado para ti.

Al comienzo del embarazo, se sube de peso lentamente. Es normal aumentar entre 1 y 2 kilos en los primeros 3 meses. Posteriormente, subirás más o menos $^1/_2$ kilo por semana. Si aumentas 12 kilos, tal vez te preguntes a dónde va ese peso:

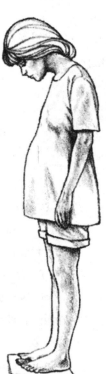

- bebé (3 kilos)
- placenta, líquido amniótico y músculo uterino más grande (2 kilos)
- sangre y líquido corporal adicionales (4 kilos)
- senos más grandes ($^1/_2$ kilo)
- grasa adicional (2 kilos)

Este aumento de peso durante el embarazo es normal y muy saludable. Parte del peso (especialmente el proveniente de la grasa) es necesario para lactar a tu bebé. Después del nacimiento, lo pierdes gradualmente a medida que produces leche.

Haz ejercicio para mantenerte saludable

Se siente bien mantenerse activa durante el embarazo. A medida que tu vientre aumenta de tamaño, el ejercicio te ayuda a mejorar la respiración y la circulación de la sangre. También te sirve contra el dolor de espalda.

¿Cuál es el mejor ejercicio para ti? Eso depende de tu estado de salud durante el embarazo. Tener una barriga más grande dificulta el movimiento. A medida que tu bebé crece, puede que te canses más rápidamente. Consulta a tu médico o partera si tienes preguntas sobre el ejercicio.

¿Qué tipo de ejercicio debes hacer? El *ejercicio de bajo impacto* es más fácil para tus articulaciones. Eso significa no saltar ni brincar. Además, debes usar zapatos diseñados para caminar o para hacer ejercicio. Un buen ejercicio incluye caminar rápido, montar en bicicleta, nadar y hacer otros ejercicios de bajo impacto dentro o fuera del agua. Muchas mujeres disfrutan practicar yoga durante el embarazo.

La historia de Cami

En los primeros meses de embarazo, salía a correr varias veces a la semana. A medida que me creció la barriga, era más difícil correr tanto. Así que decidí dar caminatas rápidas por el parque. En el último mes, mis caminatas eran más lentas. Después, cuando se me empezaron a inflamar las piernas, iba a la piscina comunitaria. La natación era maravillosa. Podía hacer ejercicio y los pies se me hinchaban menos. El médico me decía que la natación era buena para mí.

Pautas para un ejercicio seguro

Para evitar lastimarte y sacar el mayor provecho:

- Haz ejercicio 3 ó 4 veces a la semana.
- No contengas la respiración cuando hagas ejercicio.
- Toma mucha agua y consume suficientes calorías.
- Evita el esfuerzo y el cansancio (¿Puedes pasar la prueba de habla?).
- Para si sientes dolor corporal o de cabeza, náuseas, dificultad para respirar, mareo, sangrado vaginal o contracciones uterinas fuertes.
- Evita sentir calor excesivo. No hagas ejercicio en clima caliente o húmedo, ni cuando te sientas enferma o tengas fiebre.

Deportes

El embarazo no es una buena época para iniciar un deporte que exija equilibrio. Si ya practicas algún deporte, puedes continuar haciéndolo hasta cuando te sientas cómoda. Sin embargo, trata de evitar los movimientos repentinos o bruscos, ya que las hormonas del embarazo aumentan el riesgo de lastimar las articulaciones.

Ejercicio aeróbico

El *ejercicio aeróbico* acelera tu ritmo cardíaco y te hace respirar más rápido. Si empiezas un programa de ejercicio aeróbico, comienza lenta y suavemente. Evita los ejercicios extenuantes. Puedes saber qué tan fuerte estás trabajando mediante la "prueba de hablar". Si te sientes ahogada y no puedes hablar, te estás excediendo en el ejercicio. Baja el ritmo hasta que puedas hablar con tranquilidad. También debes detenerte si sientes dolor.

Un buen programa de ejercicio aeróbico para mujeres embarazadas incluye:

1. al menos 5 minutos de calentamiento (movimientos lentos y suaves, y estiramiento)
2. aproximadamente 15 minutos de ejercicio aeróbico fuerte
3. al menos 15 minutos de enfriamiento (actividad moderada mientras tu ritmo cardíaco regresa a la normalidad)

Ejercicio de Kegel (Contracción del Piso Pélvico)

1. Ponte en cualquier posición (sentada, de pie o acostada).
2. Concéntrate en los músculos que están alrededor de tu *uretra* (por donde sale la orina) y tu vagina, *no* en los músculos de tus glúteos, muslos o abdomen.
3. Aprieta (contrae) los músculos del piso pélvico como lo harías para detener el flujo de orina. Debes sentir como si estuvieras levantando el piso pélvico.
4. Mantén la contracción tan fuertemente como puedas y cuenta despacio hasta 10 (no contengas la respiración). A medida que tus músculos se fortalezcan, intenta mantener la contracción del músculo hasta llegar a 20.
5. Repite el ejercicio 10 veces a lo largo del día. (Por ejemplo, haz 1 ó 2 mientras te lavas las manos o te duchas).

Ejercitación de los músculos del piso pélvico

Los músculos del *piso pélvico* (o *perineal*) rodean la vagina. Sostienen el útero y otros órganos. Durante el embarazo, estos músculos se pueden caer y debilitar. Tal vez te orines involuntariamente cuando tosas, estornudes o te rías. Es posible que continúes goteando orina después de que nazca tu bebé. Los ejercicios para el piso pélvico (llamados *ejercicios de Kegel*) ayudan a prevenir y tratar este problema. Mantener los músculos de esta zona en buen estado te servirá para prevenir la incontinencia urinaria a lo largo de toda tu vida.

Los ejercicios para los músculos del piso pélvico también ayudan a reducir la inflamación y la sensación de pesadez alrededor de la vagina. Además, pueden favorecer el sexo para ti y tu compañero.

Para revisar la fortaleza de los músculos del piso pélvico, intenta detener el flujo de orina mientras estás orinando. Si no puedes detenerlo, entonces tus músculos están débiles.

Ten un estilo de vida saludable

¿Qué más puedes hacer para que tu embarazo sea lo más saludable posible?

Duerme y descansa lo suficiente

La cantidad de sueño que necesitas puede cambiar a medida que avanza tu embarazo. En los primeros meses, quizá sientas más sueño de lo normal debido a cambios hormonales. Durante los meses intermedios, tal vez no necesites dormir tanto. Después, a medida que crece tu bebé, consumirás más energía para moverte y de nuevo te sentirás cansada.

En la última etapa del embarazo, probablemente te despertarás varias veces durante la noche. Así que trata de dormir entre 7 y 9 horas cada noche. Eso significa que tendrás que acostarte más temprano o levantarte

Aprender a relajarse

Cuando estés aprendiendo a reconocer la tensión muscular, practica lo siguiente en un lugar tranquilo y silencioso:

1. Siéntate en una silla o en el piso.
2. Empuña con fuerza tu mano derecha. Presta atención a cómo se sienten tu brazo y tu mano. Toca los músculos de tu antebrazo con la otra mano. Los músculos se ponen duros cuando están tensos.
3. Abre la mano derecha y relájala. Observa lo suave que se sienten los músculos cuando liberas la tensión.
4. Luego, sube los hombros hacia las orejas. Observa cómo te sientes cuando tus hombros están tensos.

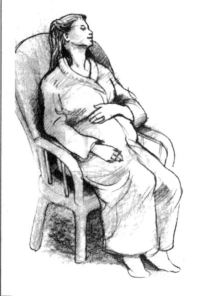

5. Baja los hombros y relájate. Déjalos caer aún más. Ahora relájate de verdad. ¿Notaste que liberas más tensión muscular cuando eres consciente de ella?
6. A veces, cuando estás estresada, tus músculos se tensionan sin que te des cuenta. Cuando piensas en ello, te das cuenta de lo tensa que estás. En esos momentos, relájate y deja salir esa tensión muscular.

más tarde para completar ese número de horas. Cuando te sientas cansada durante el día, trata de dormir una siesta o de sentarte a descansar. Aun 10 ó 20 minutos de descanso durante el día o a la hora de almuerzo te ayudarán a sentirte mejor. Caminar o mantenerte activa durante el día te permitirá dormir mejor en la noche.

Relájate para reducir el estrés

Cuando estés molesta o las cosas no anden bien, saca un tiempo para ti. Relaja los músculos tensos. Probablemente te sentirás menos estresada. La relajación ayuda a calmar tu mente y reduce la tensión muscular.

El primer paso para aprender a relajarte es prestar atención a cómo se sienten tu mente y tu cuerpo cuando te dispones a dormir. Trata de sentirte de esa manera cuando te estés relajando. Cuando estás somnolienta, tu respiración se hace lenta y pareja. Este tipo de respiración te ayuda en cualquier momento que estés estresada. También funciona en el momento del parto.

La historia de Jenny

Recuerdo cuando mi hermana Luann estaba embarazada. Tuvo que irse a vivir a casa porque su novio era muy mezquino con ella. Temíamos que la fuera a lastimar cuando estaba embriagado. Mamá tuvo que sacar a patadas a papá cuando la golpeó y seguramente no iba a permitir que a Luann le pasara lo mismo. Ella ayudó a Luann a hablar con una enfermera sobre el abuso al cual estaba siendo sometida. La enfermera fue muy querida y le dijo a Luann a dónde podía acudir para mantener a su novio lejos de ella.

Cómo obtener ayuda de los demás

¿Qué pueden hacer tu compañero, tu familia y tus amigos para ayudarte durante el embarazo?

- Darte un hogar tranquilo y seguro (sin peleas, golpes, empujones ni gritos).
- Aprender sobre el embarazo y cómo ayudarte durante el parto.
- Ayudarte a tener una dieta saludable y a evitar comportamientos perjudiciales.
- Ofrecerse a ayudar con las tareas de la casa cuando estés cansada.
- Divertirse contigo (ver una película, caminar, tener una conversación sincera, reír contigo).

El siguiente paso es tomar conciencia de la *tensión muscular* (sensación de tensión en los músculos). Intenta hacer el ejercicio Aprender a Relajarse, que aparece en la página 48 para ayudarte a lograrlo.

Mejora las relaciones estresantes

Todos tenemos relaciones estresantes en algún momento de la vida –con la familia, los amigos o los compañeros de trabajo. Casi todas las relaciones tienen altibajos. El embarazo es una época para establecer relaciones fuertes y de apoyo con los demás.

Todas las mujeres embarazadas necesitan de alguien que las cuide y esté dispuesto a ayudarlas. Necesitan a alguien en quién confiar y con quién hablar. Tu compañero, un miembro de tu familia o un amigo(a) puede ser esa persona. Si no es así, piensa en la forma de obtener de tus relaciones el apoyo que necesitas durante el embarazo.

También puede ser útil conocer a otra mujer embarazada en algún curso que tomes (de ejercicios prenatales, yoga o educación para el nacimiento del bebé) o en un grupo de apoyo en el que participes. Pregúntale a tu médico o enfermera. Un trabajador social del hospital también te puede ayudar a contactar estos grupos.

Abrocharte el cinturón: una costumbre sana

Tú y tu bebé estarán más seguros si usas el cinturón de seguridad. Cuando vayas en carro, ponte los cinturones de seguridad de hombros y cintura. Esto es lo más seguro y cómodo. Mantén el cinturón ajustado sobre tus hombros y abajo, en la cadera. Coloca el cinturón inferior por debajo de tu vientre. Cuando vayas en avión, ajusta el cinturón por debajo del vientre como lo harías si vas en carro.

Remedios caseros para el dolor de cabeza

En lugar de usar un medicamento para el dolor de cabeza, intenta tomar un baño de agua tibia, darte un masaje o hacer ejercicios para reducir la tensión. Usa las técnicas de relajación sugeridas en las páginas 47-48. Las compresas de agua caliente o de agua fría en la nuca o en los hombros pueden calmar el dolor. Las compresas frías en la frente también pueden ayudar. Trata de dormir más y de sacar tiempo para descansar durante el día. El hambre puede causar dolor de cabeza, así que no te saltes ninguna comida. También debes beber mucha agua.

Sigue los consejos de tu médico o enfermera en cuanto al consumo de medicamentos

No consumas medicamentos durante el embarazo a menos que hables primero con tu médico o enfermera. Pero si él o ella te ordena una medicina, asegúrate de tomarla.

Algunos medicamentos (como los antibióticos, la insulina y las medicinas para la depresión) tratan la enfermedad. Otros sólo alivian los síntomas como el dolor, el dolor de cabeza, el flujo nasal o la tos. Es más importante tomar los medicamentos que tratan la enfermedad que los que alivian los síntomas.

Cuando estés pensando en tomar medicamentos que te hagan sentir mejor (pero que no tratan una enfermedad), piensa en los efectos colaterales perjudiciales que pueden tener. Pregúntale a tu médico o enfermera sobre éstos. Si te dicen que puedes tomar una medicina sin peligro, entonces úsala. De lo contrario, busca otras maneras de lidiar con el dolor o la molestia; usa, por ejemplo, los remedios caseros que se sugieren a continuación y en la página 51.

Remedios caseros para la gripa, el flujo nasal y la tos

Estas medidas son seguras durante el embarazo:

- Humedecedor de ambiente
- Inhalador o gotas nasales salinas
- Sueño y descanso
- Mucho líquido
- Gárgaras con una mezcla de miel y agua tibia

Algunos de los medicamentos que son inofensivos cuando no estás embarazada pueden causar problemas cuando estás esperando un bebé. He aquí información sobre algunos de ellos.

Medicinas que quitan el dolor o bajan la fiebre. Algunos analgésicos (como la aspirina, el ibuprofeno y el naproxeno) aumentan el riesgo de sangrado en la madre y el recién nacido. También interfieren con el inicio del parto. Por lo tanto, no debes tomarlos cuando estés embarazada. El acetaminofén (Tylenol) puede usarse durante el embarazo, pero sólo en la dosis recomendada. El exceso de Tylenol puede ser perjudicial para ti y tu bebé.

Medicinas que alivian los síntomas de la gripa. Algunos de estos medicamentos se pueden tomar durante el embarazo, mientras que otros se deben evitar. Antes de tomar cualquier medicina para la gripa, habla con tu médico o enfermera. Lee siempre las etiquetas, ya que algunos de estos remedios contienen muchos componentes. Toma únicamente los medicamentos específicos sugeridos por la persona encargada del cuidado de tu salud.

Medicinas para las náuseas y el vómito. No hay muchos medicamentos seguros para contrarrestar el vómito durante el embarazo. Habla con tu médico para que te indique algunos que sí lo sean. De lo contrario, intenta seguir las recomendaciones que aparecen en la página 58 para reducir la náusea y el vómito.

Evita posibles sustancias dañinas

Todo lo que comas, bebas o respires te afecta. Algunas cosas pueden ser perjudiciales para tu bebé, mientras que otras no. Habla con tu médico para que te indique lo que debes evitar. He aquí algunas advertencias sobre sustancias que son perjudiciales para los bebés en gestación.

La historia de Tanya

En una fiesta vi a una mujer embarazada que estaba bebiendo. Me hizo recordar al niño pequeño de Bonnie, que está en preescolar. Actúa de manera extraña y aprende con lentitud. Bonnie me contó que bebía mucho cuando lo estaba esperando. Ella no sabía que eso le podía hacer daño a su bebé. Siempre me decía que no bebiera. No lo hago. Sólo tomo jugo de frutas, en fiestas y no fiestas. Me alegra no haber bebido tampoco durante los primeros meses de mi embarazo.

Alcohol, no

El alcohol es muy malo para tu bebé. Cuando bebes, tu bebé también lo hace. Si bebes mucho durante el embarazo, tu hijo puede no crecer o tener problemas de aprendizaje debido al daño cerebral que produce el alcohol. Tomar mucho significa 6 cervezas, 6 copas de vino o 6 tragos de licor fuerte al día. Sin embargo, cualquier cantidad de alcohol podría hacerle daño a tu bebé.

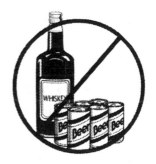

Aun 3 tragos al día, o emborracharte una vez durante el comienzo del embarazo, le pueden causar problemas ligeros de aprendizaje y de comportamiento a tu bebé. Deja de beber cuando estés embarazada; cuanto más pronto, mejor. En lugar de alcohol, bebe jugo de frutas, zumo de verduras o agua mineral.

No cigarrillo

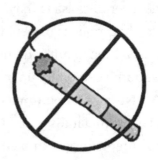

El humo de cigarrillo contiene muchas sustancias dañinas, tales como alquitrán, nicotina, monóxido de carbono y plomo. Fumar cigarrillo hace que los bebés tengan un peso por debajo de lo normal al momento de nacer y que nazcan antes de tiempo. Cuanto más fumes, mayores serán las probabilidades de que tu bebé presente estos problemas. También debes tratar de mantenerte alejada de los recintos donde se fume, puesto que el humo que inhalas de los fumadores también es perjudicial.

Si fumas, deja de hacerlo o reduce el número de cigarrillos tanto como puedas y tan pronto como puedas. Pídele a tu médico o enfermera que te ayude a encontrar un programa para dejar de fumar. Si vives con personas que fumen, pídeles que lo hagan afuera para que no tengas que inhalar el humo.

Drogas, no

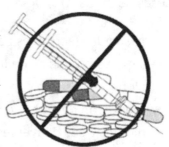

Las drogas no son buenas para ti y definitivamente no son buenas para tu bebé. Debes evitar el consumo de cualquier droga ilegal o peligrosa, especialmente durante el embarazo.

No fumes marihuana. Afecta tanto a tu bebé en gestación como a ti. El monóxido de carbono y la nicotina que hay en el humo de la marihuana reducen la cantidad de oxígeno en tu sangre. Por lo tanto, tu bebé también recibe menos oxígeno.

No consumas cocaína ni crack. Ambas sustancias tienen un efecto nocivo en tu cerebro y tu sistema nervioso. También afectan tus vasos sanguíneos. La reducción del flujo sanguíneo a los órganos importantes del cuerpo causa la mayoría de los efectos dañinos de estas drogas. Pueden hacer que la placenta se desprenda de la pared uterina o que tu bebé nazca mucho antes de tiempo. La cocaína y el crack pueden causar un derrame cerebral o un infarto en ti o en tu bebé.

No uses anfetaminas. Las metanfetaminas (anfetaminas) son sustancias estimulantes y pueden provocar trabajos de parto y alumbramientos prematuros. También pueden hacer que tu bebé tenga bajo peso al momento de nacer, un ritmo cardíaco acelerado o un comportamiento muy nervioso.

No consumas ninguna droga ilegal. Drogas como el éxtasis, la heroína y otras son tan malas o peores que las descritas anteriormente. Si eres adicta a alguna droga, dícelo a tu médico o enfermera. Ellos te pueden ayudar.

Ten cuidado con químicos y tóxicos nocivos

Las siguientes sustancias pueden causar defectos de nacimiento, parto prematuro o *aborto espontáneo* (muerte o pérdida del bebé en los primeros meses de embarazo):

- pesticidas (aerosoles para desyerbar o para matar insectos)
- algunos productos de limpieza
- plomo en el agua o la pintura
- monóxido de carbono
- pintura y sus diluyentes
- mercurio, benceno y formaldehídos

He aquí algunas ideas para evitar los químicos dañinos en tu hogar o tu lugar de trabajo:

- Lava las frutas y las verduras para remover los químicos que no son seguros.

- Si trabajas con toxinas, usa equipo de protección, como guantes y máscara, o pregunta si te pueden asignar otras tareas mientras estás embarazada.
- Deja que otra persona pinte y mantente alejada hasta que los gases hayan desaparecido.
- Averigua en la Secretaría de Salud de tu localidad cuál es la calidad del agua que consumes. Casi toda el agua es segura. Si la que tú consumes no lo es, bebe agua embotellada o filtrada durante el embarazo.

Ten cuidado con otros posibles peligros

Tinas calientes y saunas. Al comienzo del embarazo, una temperatura corporal alta (por encima de 38°C o 110.4 °F) puede causar defectos de nacimiento en tu bebé. En otros momentos del embarazo, una temperatura tan alta puede disminuir el flujo de sangre al útero y, por consiguiente, al bebé. Por lo tanto, evita el uso de tinas calientes y saunas. Puedes tomar baños tibios, siempre y cuando no te calientes demasiado. Si empiezas a sentir calor, sal de la tina.

Toxoplasmosis **(infección causada por un parásito).** Los gatos transmiten el parásito a través del estiércol (excrementos). También puedes adquirir toxoplasmosis al comer carne cruda o verduras sin lavar. Si ya has tenido toxoplasmosis, tu bebé está a salvo pues es una infección que no se repite. Si adquieres la infección durante el embarazo, tendrás síntomas similares a los de una gripa. Sin embargo, esta infección será más grave para tu bebé. Puede causarle sordera u otros defectos de nacimiento. He aquí lo que puedes hacer para evitar la toxoplasmosis:

- Lávate las manos después de tocar gatos.
- Pídele a alguien que limpie la caneca de la basura.

- Trata de no trabajar en un jardín donde los gatos hayan hecho sus necesidades.
- Cocina bien la carne.
- Lava todas las verduras con cuidado.

¿Qué puedes hacer frente a las incomodidades propias del embarazo?

Probablemente tendrás algunas de estas incomodidades normales (pero molestas) durante el embarazo. Trata de adoptar las siguientes medidas para lidiar con ellas. Si te preocupan, llama a tu médico o partera y pídele su opinión.

Náusea y vómito

Es común que te sientas mal del estómago durante los primeros meses de embarazo. Este malestar a veces recibe el nombre de *mareos matinales,* pero puede ocurrir a cualquier hora. Posiblemente sientas ganas de vomitar aunque no hayas comido nada durante horas. O quizá sientas mareo cuando percibas olores fuertes, como el humo o la cocción de alimentos. A veces, cepillarte los dientes puede causarte náuseas.

Para prevenir las náuseas o el vómito, trata de seguir estas recomendaciones:

- Come diariamente de 5 a 6 comidas pequeñas para evitar que el estómago esté vacío.
- Cuando sientas rebote, come algo que creas que te ayudará a sentir mejor. En general, puedes comer o beber lo que te parezca bien en ese momento.
- Usa una banda o pulsera antimareo (o *sea band*) que ejerza presión sobre un *punto de acupuntura* (área sensible) de la muñeca. Las pulseras anti-mareo generalmente se usan para controlar el mareo de barco,

pero también pueden servir para los mareos matinales. Búscala en los almacenes de implementos náuticos, deportivos o de viaje.

- Consume alimentos que contengan jengibre (por ejemplo, jengibre fresco, ginger ale, té de jengibre o galletas de jengibre).

La historia de María

En los 3 primeros meses de embarazo, me sentía mareada casi todas las mañanas. Una amiga me enseñó una manera muy efectiva de evitar el vómito. Me dijo que mantuviera unas galletas al lado de la cama para que me las comiera tan pronto me despertara. Ese truco realmente me ayudó con el mareo matinal. Cuando me sentía mareada en la tarde, me tomaba un vaso de ginger ale. Me sentía mejor y la bebida sabía muy bien. La gente de la oficina se burlaba de mi mareo matinal. Eso lo hacía más llevadero. Cuando sabes que casi todas las mujeres embarazadas lo sufren, no es tan malo.

Agrieras

Las *agrieras* (eructar ácido del estómago) son comunes al final del embarazo. Son causadas por varios factores. Las hormonas del embarazo relajan los músculos de la parte superior del estómago y hacen más lenta la salida del alimento de éste. Además, en tu estómago hay menos espacio para el alimento a medida que tu bebé crece. Estas sugerencias pueden ayudar a sentirte mejor:

- Evita la comida grasosa y aquellos alimentos que te producen gases o acidez.

- Come varias veces al día en pequeñas cantidades, en vez de comer pocas veces en grandes proporciones.
- En la cama, levanta la cabeza y los hombros con almohadas en lugar de acostarte en posición horizontal.
- Toma un antiácido u otro medicamento para controlar las agrieras, pero sólo si tu médico o enfermera te lo recomienda.

Estreñimiento y hemorroides

El *estreñimiento* (evacuación intestinal dura) es común en el embarazo. Si previenes el estreñimiento, puedes evitar otro problema común durante el embarazo: las *hemorroides* (venas inflamadas en el recto). Las siguientes recomendaciones te pueden ayudar:

- Bebe mucha agua y otros líquidos.
- Consume alimentos con alto contenido de fibra, como frutas, verduras, cereales y pan integral.
- Haz ejercicio (camina) todos los días.
- Si estas medidas no te ayudan, habla con tu médico o enfermera sobre el consumo de productos con alto contenido de fibra para suavizar la evacuación intestinal. No tomes laxantes.
- Algunas pastillas de hierro causan estreñimiento. Si estás tomando este tipo de pastillas, pregúntale a tu médico si son las causantes de tu estreñimiento y si puedes pasarte a una marca que no produzca el mismo efecto.

Dolores de espalda

Puedes desarrollar un dolor de espalda a medida que tu vientre en crecimiento cambia la forma de tu cuerpo. Trata de evitar el dolor de espalda siguiendo estas simples recomendaciones:

Cómo reducir el dolor de espalda: Ejercicio de inclinación pélvica

Este ejercicio disminuye el dolor de la parte baja de la espalda, fortaleciendo los músculos del vientre.

1. Colócate en posición de cuatro, apoyándote en manos y rodillas. Mantén recta la espalda (no la arquees).

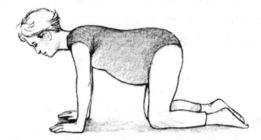

2. Tensa los músculos del vientre y levanta la parte baja de la espalda hacia el techo.

3. Conserva esta posición y cuenta lentamente hasta 5 mientras exhalas.

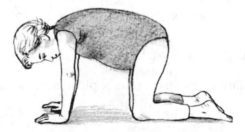

4. Relaja el vientre y deja que la espalda vuelva a su posición inicial mientras inhalas lentamente.

5. Repite el ejercicio 10 veces.

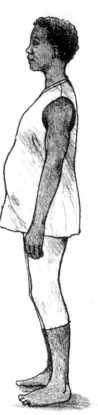

- Intenta adoptar una buena postura para evitar la tensión en tu espalda. Para mejorar tu postura, párate tan erguida como puedas, mantén el nivel de la quijada y mete la barriga.
- Ten cuidado cuando levantes algo pesado. No te dobles desde la cintura para recogerlo. Dobla las rodillas y mantenlo cerca de ti a medida que te levantas.
- Haz ejercicios para fortalecer los músculos del estómago y estirar los músculos de la parte baja de la espalda (ver el ejercicio de inclinación pélvica en la página 61).

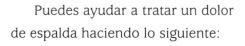

Puedes ayudar a tratar un dolor de espalda haciendo lo siguiente:

- descansando o durmiendo más
- recibiendo un masaje o una fricción en la espalda
- usando una compresa fría o un parche caliente
- tomando un baño de agua tibia

Inflamación de piernas y pies

Para reducir la inflamación de piernas y pies, intenta adoptar estas medidas:

- Camina o muévete. Evita estar sentada o parada durante mucho tiempo. Si tienes que estar de pie durante períodos largos, descansa el peso de tu cuerpo en un pie y luego en el otro o marcha en el mismo lugar.

- Cuando estés sentada, trata de mover los pies cada 10 minutos estirando y doblando los tobillos. No cruces las piernas a la altura de las rodillas.
- Mécete en una silla mecedora. Esto ayuda a ejercitar los músculos de las piernas y los pies.
- Cuando descanses, pon los pies en alto.
- Pregúntale a tu médico o enfermera si debes usar medias elásticas. Para evitar la hinchazón, póntelas en la mañana antes de que se te inflamen los pies.
- Bebe mucha agua.
- Ve a nadar en una piscina grande o sumerge los pies en agua fría.

Calambres en piernas y pies

Los *calambres* (dolor severo) en los músculos de la parte inferior de las piernas y en los pies son comunes al final del embarazo. Generalmente ocurren cuando estás descansando o durmiendo. Para prevenirlos, evita estirar los dedos de los pies o pararte en puntas de pie. Para prevenir los calambres en los dedos de los pies, evita doblar los dedos. Debes también beber mucha agua durante el día para prevenir los calambres musculares durante la noche.

Para aliviar un calambre muscular, estira lentamente el músculo adolorido siguiendo estas sugerencias:

- Para aliviar un calambre en la pantorrilla, párate apoyando el peso de tu cuerpo en la pierna encalambrada. Mantén derecha la pierna y el talón apoyado en el piso. Da un paso hacia adelante con la otra pierna y dobla la rodilla de esa misma pierna. Inclina el cuerpo hacia adelante para estirar el músculo de la pantorrilla de la pierna que está derecha.

- Para aliviar un calambre en el pie, empuja tus dedos hacia arriba y hacia tu espinilla (parte frontal de la pierna). Este movimiento estira tus dedos y la planta del pie.

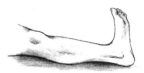

Problemas para dormir

Es común no poder dormir bien durante la noche, especialmente en los últimos meses del embarazo. Si puedes sacar tiempo para hacer ejercicio o caminar durante el día, eso te ayudará a dormir mejor en la noche. No hagas ejercicio durante las 3 horas que preceden el momento de acostarte.

A la hora de dormir, trata de seguir estas recomendaciones para conciliar el sueño:

- Toma un baño de agua tibia.
- Bebe un vaso de leche tibia.
- Date un masaje.
- Escucha música que te relaje.

Si te despiertas a media noche, trata de usar las técnicas de relajación descritas en las páginas 47–48.

4

Preparación para el parto

¿Qué debes hacer para prepararte para el trabajo de parto y el nacimiento? En este capítulo encontrarás sugerencias sobre algunas cosas que debes hacer antes de que nazca tu bebé:

- Aprender más sobre el nacimiento del bebé.
- Averiguar qué opciones de parto tienes.
- Hacer un plan de lo que quieres y necesitas durante el trabajo de parto.
- Visitar las salas de parto del hospital o centro materno al que asistirás.
- Alistarte para ir al hospital o centro materno diligenciando los documentos necesarios y empacando tu maleta.

¿Qué opciones tienes?

Te pedirán que escojas la forma de atención médica que prefieres durante el nacimiento de tu bebé. Puede que tengas menos opciones de las que quisieras, pero siempre tendrás alternativas. Muchas mujeres toman un curso psicoprofiláctico para conocer todas las opciones. La mayoría habla con su médico o enfermera para averiguar las posibles alternativas de atención médica. Conocer las opciones que tienes te ayuda a planear el nacimiento de manera realista.

Escogencia del curso psicoprofiláctico

Algunos hospitales, grupos comunitarios y clínicas prenatales ofrecen clases sobre el nacimiento de un bebé (curso psicoprofiláctico). Estas clases ayudan a prepararte para el trabajo de parto y el nacimiento de tu bebé. Los mejores cursos incluyen lo siguiente:

- Información sobre el nacimiento del bebé (qué esperar y qué hacer)
- Información sobre alternativas disponibles para ti y tu *acompañante de parto* (persona que te acompañará antes y durante el parto)
- La oportunidad de practicar el manejo de los dolores de parto (por ejemplo, técnicas de respiración y posiciones cómodas)
- Información sobre tu cuidado y el de tu bebé después del parto
- Espacios para hacer preguntas
- La oportunidad de conocer otras personas que están esperando bebés

Para saber dónde puedes tomar las clases, habla con tu médico o enfermera y tus amigas. Puesto que esos cursos suelen llenarse rápidamente, trata de inscribirte antes de tu sexto mes de embarazo. Las clases tienen un costo, pero éste se puede cubrir con bonos o cupones médicos en tu Estado o departamento.

Uno de los beneficios importantes de tomar estos cursos es el apoyo que recibes de tus compañeros. Si no puedes asistir a clases, habla con tu médico o con una enfermera de la clínica para que aprendas más sobre el nacimiento del bebé. También puedes leer este libro, así estarás mejor preparada para el parto y las primeras etapas de la crianza de tu bebé.

Planeación de tu parto

Prepararse para el nacimiento de un bebé es como prepararse para cualquier otro gran evento de la vida: requiere planeación. Si te preparas para el parto, sabrás qué esperar y sentirás que controlas la situación. Empieza a prepararte para el nacimiento de tu bebé pensando en las cosas que son importantes para ti. Luego haz una lista de tus necesidades y deseos para el trabajo de parto y el alumbramiento. Esto se llama un *plan de nacimiento*.

La historia de María

Me complacía que John y yo hubiéramos decidido tomar el curso psicoprofiláctico. Él no estaba convencido de acompañarme en la sala durante el trabajo de parto. Los videos también nos ayudaron a ver cómo sería la situación en el hospital. Después de verlos, el trabajo de parto y el alumbramiento parecían menos atemorizantes.

El plan de nacimiento

Un plan de nacimiento es una carta para las personas encargadas del cuidado de tu salud (médicos, parteras y enfermeras), en la que se describen tus deseos, tus preocupaciones y la atención médica que quieres recibir durante el trabajo de parto y el alumbramiento. El plan de nacimiento habla sobre ti y tus necesidades. No le dice a quienes te cuidarán lo que deben hacer. Más bien les indica cuáles son tus deseos.

Estas son unas buenas razones para escribir un plan de nacimiento:

- Te motiva a pensar en lo que quieres y necesitas.
- Te ayuda a conocer las opciones que tienes.
- Le permite saber a quienes te cuidan qué es lo más importante para ti y por qué.
- Te ayuda a trabajar con tus acompañantes de parto en la planeación de la mejor experiencia de parto posible.

Es aconsejable preparar tu plan de nacimiento con calma durante varias semanas. Toma tiempo averiguar las opciones que tienes. Habla con otras mujeres sobre el parto. Sus historias pueden ser inquietantes, pero generalmente son útiles. En la mayoría de los cursos profilácticos, escucharás muchas historias. Puesto que cada parto es diferente, escucharlas te ayudará a estar preparada para lo que pueda suceder en tu propio parto.

Tu médico te podrá decir cómo te cuidarán las enfermeras durante el trabajo de parto y el alumbramiento. También puedes hablar con él sobre cualquier otra cosa que necesites saber (por ejemplo, cómo llegar al hospital si no tienes carro). Haz una lista de preguntas antes de tus citas prenatales. Esto te ayudará a hacer mejor el plan de nacimiento.

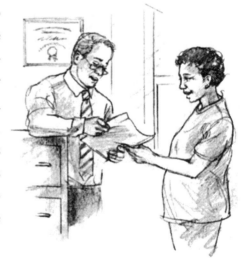

Al preparar el plan de nacimiento, tú y tu médico deben trabajar juntos en la elaboración de un plan general para un parto normal (trabajo de parto y alumbramiento sin complicaciones médicas). También deben prever cualquier problema que se pueda presentar. Esto les dará una idea de qué esperar durante el parto y después del mismo. Así mismo les da información importante sobre decisiones que se deban tomar eventualmente.

La historia de Jenny

Quería que mamá estuviera conmigo en el hospital. Ella sabía cuánto detesto las agujas. Las ideas que me dio mi hermana acerca de qué pedir durante el trabajo de parto resultaron útiles. A Luann le encantaba bañarse en la tina y eso aceleró su trabajo de parto. En mi plan de nacimiento, escribí que quería usar la tina. También dije que no quería ninguna inyección si se podía evitar. Tener un plan me ayudó a sentirme preparada. Incluso se me ocurrieron algunas ideas sobre lo que mi novio podría hacer si quería acompañarme.

¿Qué debes poner en tu plan de nacimiento?

Escribe las opciones que son importantes para ti. Es útil pensar en las siguientes preguntas cuando estés preparando tu plan de nacimiento:

Información sobre ti
- ¿Qué edad tienes?
- ¿Tienes más hijos?

- ¿Hay costumbres de tu país de origen, tu cultura o tu religión que puedan afectar tu trabajo de parto y el alumbramiento?
- ¿Tienes necesidades especiales? ¿Necesitas un traductor?
- ¿Quién estará contigo durante el trabajo de parto? ¿Tu compañero? ¿Una amiga? ¿Un familiar? ¿Un acompañante? (Ver información sobre acompañantes en la pág. 126).

Temores y preocupaciones importantes
que puedas tener
- ¿Te preocupan el pudor, los exámenes vaginales u otros procedimientos?
- ¿Le tienes miedo a las agujas o a algún procedimiento médico?
- ¿Te preocupa algún problema de salud o experiencia de parto anterior?
- ¿Hay algo que te inquiete en esta experiencia de parto?

Tus planes para aliviar el dolor y sentirte cómoda
durante el trabajo de parto y el alumbramiento
- ¿Quieres tener un *parto natural*? Es decir, ¿quieres evitar el uso de medicamentos durante el trabajo de parto?
- ¿Quieres que te den medicina para el dolor? ¿De qué tipo? ¿Un sedante y/o anestesia peridural? (Ver páginas 137-144).
- ¿Quieres que te den medicina para el dolor tan pronto como sea posible? ¿Sólo si es necesario?
- ¿Cómo piensas manejar el trabajo de parto? ¿Prefieres las técnicas de relajación y respiración? ¿Caminar? ¿Usar un balón de parto? ¿Tomar un baño de tina? ¿Otras técnicas de manejo de contracciones? (Ver páginas 117-134).

Tus planes de atención y procedimientos médicos durante un trabajo de parto y alumbramiento normales

- ¿Sientes alguna prevención frente al hecho de que te sometan (o no te sometan) a procedimientos médicos normales, tales como:
  - o fluidos intravenosos durante el trabajo de parto? (Ver pág. 98)
  - o permanecer en cama con monitoreo fetal electrónico (MFE) permanente? (Ver pág. 96)
  - o estar acostada de espalda para el parto? ¿Te gustaría escoger una posición cspccial para dar a luz? (Ver pág. 105)
  - o episiotomía? (Ver pág. 160)
- ¿Cómo te gustaria que tu médico y enfermera te atendieran durante el trabajo de parto? ¿Querrías que el personal estuviera contigo en la sala para ayudarte? ¿Preferirías estar únicamente con tu acompañante durante una parte del trabajo de parto?

Tus planes para el trabajo de parto no sale como esperabas

- ¿Quieres que el trabajo de parto comience sin inducirlo si es posible? ¿Prefieres un procedimiento médico como la inducción? (Ver pág. 147)
- ¿Qué quieres hacer si el trabajo de parto es largo y lento? (Ver páginas 155-160)
- ¿Cuáles son tus planes si se necesita un parto por cesárea? (Ver pág. 161)
- ¿Qué te gustaría que se hiciera si tu bebé tiene un problema de salud o muere?

Tus planes de cuidado para ti y el bebé después del parto

- ¿Cómo vas a alimentar al bebé? ¿Le vas a dar leche materna o biberón?
- ¿Quieres que se le haga la circuncisión a tu bebé varón?

- ¿Te preocupan o tienes alguna prevención frente a las pruebas o procedimientos normales para recién nacidos? (Ver páginas 107 y 252).
- ¿Necesitas algún alimento o cuidado especial acostumbrado en tu familia, religión o cultura?
- ¿Quieres que la enfermera te enseñe cómo cuidar a tu bebé en casa?
- ¿Tienes alguna necesidad especial cuando regreses a casa? ¿Que alguien te ayude a comprar comida? ¿Que alguien te ayude a obtener atención médica para ti y tu bebé?

La historia de Tanya

Mi primer trabajo de parto fue bastante lento. Para esta vez había planeado caminar más y que no me pusieran anestesia epidural. Todo el mundo decía: "Si tomas medicina demasiado pronto, el trabajo de parto se alarga". Esta vez también tuve una acompañante conmigo. Jason hizo un gran trabajo en el parto de Molly. Pero habría sido una buena idea contar con otra persona que tuviera más experiencia que Jason.

En la página 76 encuentras un plan de nacimiento en blanco. Lo puedes copiar y usar para tu propio plan.

Un tour por el Hospital o Centro Materno

La mayoría de los hospitales ofrecen la oportunidad de visitar la unidad materna y ver cómo es. Una buena forma de averiguar cuáles son las reglas y procedimientos de un hospital (llamados *rutinas*) es preguntar por ellos mientras se hace un tour por sus instalaciones.

Casi todos los centros maternos quieren que vayas y conozcas sus habitaciones y dotación hospitalaria. Es útil saber cuáles son los servicios que están disponibles para ti y tu compañero. Para programar un recorrido por el centro materno, habla con tu médico o enfermera. Ellos te pueden acompañar o ayudar a sacar una cita para ese propósito.

Para programar un tour por el hospital, llama a la oficina de educación o a la unidad materna. Con frecuencia hay voluntarios o instructores que realizan visitas guiadas. Los recorridos por lo general incluyen la visita a una sala de partos vacía y a una sala de posparto, si ésta se encuentra separada de la primera. También podrás conocer la sala-cuna y el área de espera para la familia. Casi nunca se puede ver la sala donde se llevan a cabo las operaciones de cesárea.

El guía del tour explica algunas rutinas típicas del hospital y te da la oportunidad de hacer preguntas. Si el guía no puede responder alguna pregunta, puedes pedir hablar con una de las enfermeras. Esta información te da una idea de lo que puedes esperar del hospital. Así, conocerás mejor las opciones que tienes y también sabrás si puedes obtener la atención que deseas.

Registro en el Hospital o Centro Materno

La mayoría de los hospitales y centros maternos te piden que llenes unos formularios de admisión antes de que ingreses para tener tu bebé. Planea leer esos formularios antes de que estés en trabajo de parto para que tengas tiempo de pensar en ellos. Después habla con tu médico, con el personal del hospital o centro materno. Pregunta cualquier cosa que no entiendas y discute cualquier aspecto que te haga sentir incómoda. También puedes comentarle a una amiga o familiar tus dudas y preocupaciones.

Te pedirán que firmes varios formularios. El formulario general de consentimiento autoriza al personal a prestarte atención médica durante el trabajo de parto (y a atenderte a ti y al bebé después del parto). Te solicitarán que firmes otro formulario en el hospital si tú o el bebé requieren un procedimiento médico importante, como un parto por cesárea. En algunos hospitales, es posible que tengas que firmar otros formularios de consentimiento para procedimientos específicos, como la aplicación de anestesia peridural. Estos formularios te ofrecen más opciones de atención médica.

Tu doctor y el personal médico deben tener tu autorización antes de atenderte. Esto se llama *consentimiento informado*. Significa que te dieron a conocer todas las opciones posibles y los riesgos y beneficios de cada opción. Puede que te pidan tomar una decisión con respecto a una prueba, un procedimiento o un tipo de atención médica. Por lo tanto, debes hacer todas las preguntas necesarias para que tú y tu compañero se sientan cómodos con las decisiones que tomen.

Empacar tu maleta para el Hospital o Centro Materno

Aunque estarás en el hospital o centro materno sólo por uno o dos días (o menos), te sentirás mejor si tienes a mano algunos de estos artículos personales:

- Este libro
- Brillo labial o vaselina
- Cepillos de dientes (para ti y tu compañero) y crema dental
- Artículos personales que te hagan sentir cómoda (almohada propia, fotos, bolsa de agua caliente o fría, etcétera).

- Medias de lana en caso de que los pies se te enfríen durante el trabajo de parto
- Bata levantadora (si no quieres usar una bata hospitalaria durante el trabajo de parto)
- Pijama o levantadora que se pueda abrir fácilmente para amamantar
- Refrigerios para tu compañero
- Cámara fotográfica y rollo
- Números telefónicos de las personas a las que quieres llamar después del parto
- Casete o CD de música relajante (pregunta si hay equipo reproductor disponible)
- Bata de baño y pantuflas (o puedes usar las del hospital)
- Cepillo para el cabello, maquillaje, champú y otros implementos de aseo
- Brasier para lactancia
- Ropa holgada (probablemente tu ropa de maternidad) para usar de regreso a casa
- Ropa para el bebé que incluya una franelita o un enterizo (traje de una sola pieza) para poner por debajo de la ropa, pañales (de tela con cubierta impermeable, o desechables), un traje enterizo con pies, cobertores grandes livianos, cobija (externa) abrigada y gorro
- Silla de bebé para el carro, para un regreso seguro a casa (instalada correctamente en el auto antes de que tengas el bebé)

Si vas a dar a luz en un centro materno, necesitarás la mayoría de estas cosas aunque tu estadía será más corta. Si estás planeando tener tu bebé en casa, pregúntale a tu partera o médico qué implementos y preparación especial vas a necesitar en tu hogar.

Plan de Nacimiento

Nombre _____ Fecha programada _____

Nombre del médico o partera _____

Lugar del nacimiento (nombre del hospital o centro materno) _____

_____

Este es mi plan para el trabajo de parto y alumbramiento. Con él quiero dar a conocer lo que es importante para mí. Sé que este plan puede cambiar si se presenta algún problema. Gracias por su ayuda y apoyo.

Presentación personal:

Información útil sobre mí: _____

_____

_____

Información sobre mi(s) compañero(s) de parto: _____

_____

_____

Temores y preocupaciones importantes que tengo: _____

_____

_____

Mis deseos con respecto al alivio del dolor y la comodidad durante el trabajo de parto y el alumbramiento: _____

_____

Mis deseos con respecto a la atención y los procedimientos médicos durante un trabajo de parto y alumbramiento normales:

_____

_____

Mis deseos si el trabajo de parto no sale como se espera:

Si tengo un trabajo de parto largo y lento: _____

_____

Si mi bebé necesita un parto por cesárea: _____

_____

Si mi bebé tiene problemas de salud: _____

_____

Mis deseos con respecto al cuidado del bebé y mío después del parto:

Alimentación de mi bebé: Leche materna _____ Biberón _____

Lo que pienso con respecto a la atención de mi bebé en el hospital /centro materno:

_____

_____

Solicitud de cuidados o alimentos especiales: _____

_____

Quiero aprender sobre las siguientes cosas mientras estoy en el hospital / centro materno: _____

_____

Necesitamos ayuda con las siguientes cosas después de regresar a casa: _____

_____

5

El nacimiento de tu bebé: trabajo de parto y alumbramiento

El *trabajo de parto* es el esfuerzo que hace tu útero cuando nace tu bebé. Durante ese trabajo, el útero se contrae y empuja al bebé hacia abajo, hacia el cuello del útero. Esto hace que el cuello uterino se abra. Después de que el cuello está completamente abierto, tus esfuerzos de pujar y las contracciones mueven al bebé hacia abajo y hacia afuera a través del canal de nacimiento.

El nacimiento del bebé (trabajo de parto y alumbramiento) puede durar entre unas pocas horas y unos pocos días. No se puede saber con certeza cuánto va a durar. Es diferente para cada mujer. Más aún, generalmente es distinto para cada mujer cada vez que da a luz.

Al final del embarazo, el útero es el músculo más grande y más fuerte de tu cuerpo. Cuando se contrae, el útero se endurece y se abulta como cualquier otro músculo. Si haces presión con los dedos sobre tu estómago durante una contracción, puedes sentir lo duro que se pone.

Las contracciones van y vienen durante el trabajo de parto. Cada contracción es como una ola: es débil al comienzo, alcanza un punto máximo y luego desaparece gradualmente. Entre una contracción y otra, el útero descansa. A medida que avanza el trabajo de parto, estos descansos se acortan y las contracciones se alargan y se hacen más fuertes.

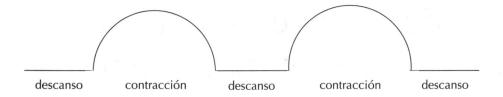

descanso   contracción   descanso   contracción   descanso

Cómo empieza el trabajo de parto

Las hormonas producidas por la madre y el bebé inician el trabajo de parto. Éstas desencadenan una serie de eventos que causan:

- Más contracciones uterinas
- Cambios en el cuello uterino (se vuelve más suave y delgado, y empieza a abrirse)
- Cambios en el bebé como preparación para la vida fuera del vientre materno

Estos cambios hormonales generalmente se dan al tiempo que el bebé está listo para nacer y que la madre está lista para dar a luz.

Afortunadamente, la mayoría de las mujeres sanas dan a luz bebés sanos *a término* (bebés que nacen cerca de la fecha programada). Pero lo que la madre haga durante el embarazo puede afectar el momento en que comienza el trabajo de parto. Por ejemplo, fumar mucho, tener una infección, consumir drogas, vivir con mucho estrés u otros factores pueden hacer que el trabajo de parto comience antes de tiempo.

Términos médicos que se usan cuando se habla del trabajo de parto

Es más fácil entender lo que tu médico o enfermera dicen si conoces algunos de los términos que utilizan al hablar del trabajo de parto. Además, saber el significado de esas palabras te servirá a medida que avanzas en la lectura de este libro.

Cambios del cuello uterino (cérvix)

En la última etapa del embarazo, el cuello del útero comienza a cambiar. Estos cambios lo preparan lentamente para el trabajo de parto. Ni tú ni el médico pueden ver el cuello, pero él lo puede sentir o palpar durante un examen vaginal. Los cambios en el cuello uterino indican qué tan próxima estás a iniciar el trabajo de parto. Durante éste, el médico o enfermera revisará tu cuello para saber cómo va progresando el trabajo de parto.

Así es como tu cuello uterino cambia antes y durante el trabajo de parto:

- El cuello *madura* (se ablanda). Durante el embarazo, el cuello uterino es firme. Al final del embarazo, los cambios hormonales hacen que se ablande. Una vez que está suave, está listo para abrirse. La maduración cervical puede comenzar en las últimas semanas del embarazo o unos pocos días antes de que se inicie el trabajo de parto.
- El cuello *se adelgaza* (se acorta). Durante el embarazo, la longitud del cuello es aproximadamente 1 pulgada y media (3-4 centímetros). Un centímetro es más o menos así de largo: _____ . Al final del embarazo, el cuello se acorta y finalmente se vuelve tan delgado como un papel. Este proceso se llama *adelgazamiento,* y generalmente se mide en porcentajes: 0% más delgado significa que el cuello del útero no se

ha acortado en absoluto (todavía tiene 4 cm de largo); 100% más delgado significa que se ha acortado completamente (tiene casi 0 cm de largo).

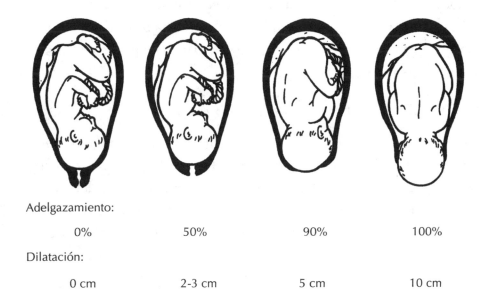

Adelgazamiento:

    0%   50%   90%   100%

Dilatación:

    0 cm   2-3 cm   5 cm   10 cm

- El cuello *se dilata* (se abre). Aunque el cuello uterino casi siempre empieza a dilatarse antes de que se inicie el trabajo de parto, la mayor dilatación ocurre durante este proceso. La dilatación se mide en centímetros. Cuando la apertura del cuello es tan sólo del grosor de un dedo, el cuello está dilatado 1 centímetro. Si es de tamaño intermedio, el cuello está dilatado 5 centímetros. Cuando el cuello está completamente abierto, está dilatado 10 centímetros aproximadamente (ver diagrama página siguiente).

Medición del tiempo de las contracciones

Saber medir el tiempo de tus contracciones te puede ayudar a decidir si estás realmente en trabajo de parto. Así es más fácil determinar cuándo llamar a tu médico o cuándo ir al hospital o centro materno.

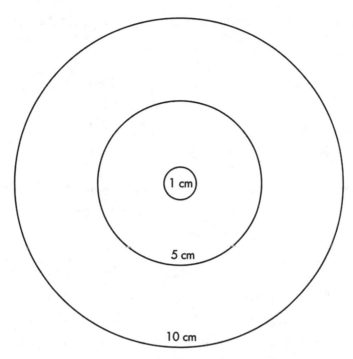

Dilatación cervical (tamaño real)

Registro del inicio de trabajo de parto (muestra)

Contracciones el 29 de abril

Hora	Duración	Intervalo o frecuencia	Comentarios
Hora de inicio	¿Cuántos segundos dura?	¿Cuántos minutos pasan desde que empezó la última contracción?	Intensidad de las contracciones, qué comí, nivel de respiración, sangrado, estado de las membranas, otras observaciones
1:54 am	40 segundos	----	Manchado comenzó a las 6 pm
2:03 am	45 segundos	9 minutos	No puedo dormir
2:10 am	45 segundos	7 minutos	Soltura, dolor de espalda
2:17 am	50 segundos	7 minutos	¡Contracción más fuerte!

Debes conocer 3 términos importantes para describir tus contracciones:

1. *Longitud* (cuánto tiempo dura una contracción, en segundos)
2. *Frecuencia* (qué tan seguido vienen las contracciones; por ejemplo, cada 5 minutos)
3. *Intensidad* (qué tan fuertes son las contracciones)

Para medir las contracciones, necesitas un reloj que tenga segundero. También necesitas una hoja de papel o una tabla de registro de trabajo de parto en blanco como la que aparece arriba.

1. Cuando empiece una contracción, escribe la hora (incluye hora, minutos y segundos).
2. Cuando la contracción termine, escribe la hora. Calcula el número de segundos que transcurrieron desde el comienzo hasta el final de la contracción. Eso te indica la *longitud* de la contracción.
3. Para averiguar la *frecuencia,* mide el tiempo de 5 ó 6 contracciones una detrás de otra. Calcula el número de minutos que pasan desde el inicio de una contracción hasta el comienzo de la siguiente. Haz lo mismo con varias contracciones para saber con qué frecuencia están ocurriendo.
4. Para identificar la fuerza o *intensidad* de las contracciones, compara las que estás teniendo ahora con las que tuviste hace una hora. ¿Parecen más fuertes ahora? ¿Son más dolorosas? Si es así, entonces tienen mayor intensidad.

Posibles posiciones de tu bebé antes de nacer

Durante casi todo el embarazo, el bebé se mueve por todo el útero. Incluso puede dar el bote. En el último mes pateará y se moverá mucho, pero probablemente se mantendrá con la cabeza hacia abajo.

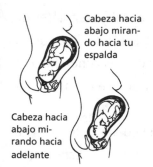

Cabeza hacia abajo mirando hacia tu espalda

Cabeza hacia abajo mirando hacia adelante

Casi siempre el bebé adopta una posición con la cabeza hacia abajo, la cara mirando hacia la parte de adelante o de atrás de la madre. Eso significa que su cabeza saldrá primero que el resto del cuerpo cuando nazca.

Es posible que salgan primero las nalgas o los pies del bebé, pero estos casos son raros. Se dice entonces que el bebé *viene de nalgas*. Hoy en día, la mayoría de los médicos hacen una cesárea cuando los bebés vienen en esta posición, puesto que hay más problemas si nacen por la vagina (ver página 161 para más información sobre parto por cesárea).

Durante el parto, el bebé tiene que darse la vuelta mientras baja por el canal vaginal. El movimiento de giro se llama *rotación* y el movimiento hacia abajo se llama *descenso*.

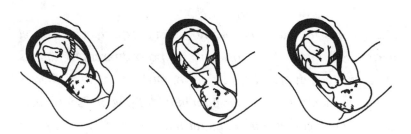

Rotación y descenso

Fases del trabajo de parto

Cuando hables del nacimiento del bebé con tu médico o enfermera, seguramente escucharás estos términos que describen las diferentes fases del trabajo de parto:

- *Fase previa al trabajo de parto.* Estas contracciones ocurren antes de que el trabajo comience realmente. Ayudan a que el cuello se vuelva más suave y delgado. Puesto que estas contracciones generalmente no abren el cuello, esta fase se conoce con el nombre de "falso trabajo de parto".

- *Primera fase.* Estas contracciones hacen que el cuello se abra hasta que se haya dilatado 10 cm (completamente abierto). Esta fase a veces es llamada "verdadero trabajo de parto".

- *Segunda fase.* Estas contracciones empujan al bebé fuera del útero hacia la vagina. En este momento, tú pujas hasta que el bebé nace.

- *Tercera fase.* Estas contracciones hacen expulsar la placenta.

- *Cuarta fase.* Esta etapa se refiere a las primeras horas después del parto. También recibe el nombre de *recuperación*.

La historia de Tanya

Mis amigas me hablaban mucho de sus experiencias con el parto. Noté que cada historia era un poco diferente. Algunas mujeres odiaban el trabajo de parto. Otras se sentían fuertes en ese momento. Cuando nació mi hija Molly, yo me sentía más asustada que con este bebé. La última vez, el trabajo de parto parecía atemorizante y eso empeoraba el dolor. Creo que debí tomar un curso psicoprofiláctico antes de que Molly naciera. Así habría sabido más sobre lo que estaba pasando.

La historia de María

Supe que estaba en trabajo de parto cuando ya no pude hablar por una contracción. Realmente me dolió. Cuando empezaba una contracción, tenía que dejar de hacer todo excepto respirar. Lo necesitaba. Lo bueno del trabajo de parto es que cada contracción desparece y uno tiene un descanso antes de que llegue la siguiente.

¿Cómo se sienten las contracciones del trabajo de parto?

Al comienzo del trabajo de parto, las contracciones se pueden sentir como un dolor sordo en la parte inferior de la espalda o como un cólico menstrual. Vienen y luego se van. Estas primeras contracciones generalmente (aunque no siempre) son cortas y suaves. Vienen más o menos cada 15-20 minutos. Sin embargo, algunos trabajos de parto comienzan con contracciones fuertes más seguidas.

A medida que avanza el trabajo de parto, sentirás las contracciones en el estómago, en la parte baja de la espalda, o en ambos. Muchas mujeres sienten que el dolor comienza en la espalda y se desplaza hacia adelante. Si tus contracciones son constantes, pero duran menos de 30 segundos; si no son muy fuertes y si no son cada vez más seguidas, entonces todavía estás en la fase previa al trabajo de parto o entrando a la fase inicial del mismo. En el verdadero trabajo de parto, tus contracciones serán más fuertes, más largas y / o más seguidas a medida que pasa el tiempo.

¿Cómo saber cuándo estás realmente en trabajo de parto?

Las siguientes señales (o *síntomas físicos*) te ayudarán a determinar si estás en trabajo de parto. Algunas indican que estás en la fase previa. Otras te señalan que el cuello se está dilatando y que efectivamente estás en trabajo de parto.

La historia de Jenny

Al comienzo sentía las contracciones del trabajo de parto como fuertes calambres en el estómago. Venían más o menos cada 10 minutos. ¿Recuerdas cómo empiezan a doler los músculos de los brazos cuando levantas algo durante un largo rato? Eso sentí al comienzo del trabajo de parto. En ese momento pensé que esa sería la sensación hasta que naciera el bebé. Pero estaba equivocada.

Posibles señales de trabajo de parto

Estas señales pueden ocurrir en la fase previa o durante los días anteriores al trabajo de parto. También es posible que no las notes hasta cuando ya estés teniendo las contracciones. Puesto que son *posibles* señales, puedes tenerlas todas o sólo algunas de ellas:

- Moco vaginal combinado con un poquito de sangre (llamado *sangrado o mancha*)
- Dolor en la parte baja de la espalda que va y viene
- Cólicos (como cólicos menstruales) en la parte baja del vientre

- Varias evacuaciones intestinales blandas similares a una diarrea
- Impulso repentino o ganas fuertes de estar lista para tener el bebé (llamado *urgencia de anidar*)

Señales positivas de trabajo de parto

Estas son las señales más claras de que el trabajo de parto ha comenzado:

La historia de Cami

Cuando estaba embarazada, todas mis amigas que tenían bebés querían contarme cómo era el trabajo de parto. Una decía: "Llegas a ello gradualmente. Primero, es difícil saber si estás en trabajo de parto o no. Yo pensé que lo estaba como 3 ó 4 veces, pero las contracciones se iban. Luego, el día que nació mi hijo, las contracciones no paraban. Venían y venían, y entonces supe que había llegado el momento. El estómago se me puso tan duro como una piedra ¡y me dolía muchísimo!".

Otra amiga recordaba: "¡Rompí fuente en la cama! Sentí como si me estuviera orinando en los pantalones y no podía parar. Luego las contracciones fueron fuertes y rápidas. En mi caso, no hubo fase previa".

Una tercera amiga decía: "Fui dos veces al hospital pensando que estaba en trabajo de parto, ¡pero no! Siempre me decían que mis contracciones no eran lo suficientemente seguidas como para afirmar que estaba en trabajo de parto. Cuando las contracciones finalmente venían cada 5 minutos, tuve que quedarme en el hospital".

- Contracciones que se vuelven más largas, más fuertes y más seguidas a medida que pasa el tiempo (estas *contracciones progresivas* son dolorosas y no desaparecen cuando cambias de actividad. Por ejemplo, cuando caminas o te sientas).
- Goteo o chorro de agua proveniente de la vagina, causado por la ruptura de la bolsa de aguas o fuente.

Cuándo llamar a tu médico

Durante el último mes del embarazo, pregúntale a tu médico cuándo debes llamar. También pregúntale a dónde debes llamar. Tal vez te indique que debes llamar a la unidad materna del hospital (especialmente si es de noche). O tal vez te diga que debes llamar a tu partera o médico directamente. He aquí algunas indicaciones generales:

- Llama cuando la bolsa de aguas se haya roto (hayas roto fuente)
- Llama cuando las contracciones sean intensas (que duren 1 minuto completo y que vengan cada 5 minutos). Tal vez quieras llamar antes si ya has tenido un bebé.
- Si tu médico te dijo que llamaras pronto debido a un problema médico (o si vives muy lejos), hazlo tan pronto como creas que ha comenzado el trabajo de parto.
- Llama si estás ansiosa o si tienes preguntas, aun si no estás segura de estar en trabajo de parto.

Asegúrate de que alguien te pueda llevar al hospital de día o de noche. Ten los números telefónicos a mano. Si no conoces a nadie, escoge una compañía de taxis y anota el número telefónico con anterioridad. Mantén suficiente dinero en efectivo en tu cartera o ten listo el voucher para el taxi.

La primera etapa del trabajo de parto

En algún momento, llegarás al trabajo de parto (generalmente esto sucede entre 2 semanas antes y 2 semanas después de la fecha programada). Cuando el trabajo de parto comienza, estás en la primera etapa. Esta sección del libro describe cómo te puedes sentir y qué harás durante las 3 diferentes fases o partes de esta etapa. Estas fases son:

1. *Inicio del trabajo de parto.* Esta es la fase más larga, pero las contracciones son generalmente cortas y no muy dolorosas.
2. *Trabajo de parto activo.* Las contracciones son más fuertes.
3. *Transición.* Esta es la fase más corta, pero las contracciones son más intensas.

   Tus sentimientos cambiarán de una fase a otra. Además, tu capacidad de manejar las cosas tendrá que variar a medida que pasas por cada fase.

Inicio del trabajo de parto

En la etapa inicial del trabajo de parto, las contracciones generalmente:

- Vienen cada 6-20 minutos (se vuelven más seguidas a medida que pasa el tiempo, hasta que las sientes más o menos cada 6 minutos).
- Duran entre 20-60 segundos (se vuelven más largas a medida que pasa el tiempo, hasta que llegan a durar más o menos 60 segundos).
- Se sienten como fuertes cólicos menstruales o como un dolor moderado en el estómago y/o en la parte baja de la espalda.
- Hacen que se produzca el manchado desde la vagina.

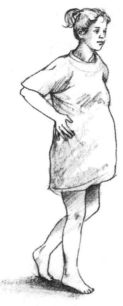

Durante la etapa inicial del trabajo de parto, el cuello uterino se adelgaza y se abre unos 4 centímetros. Tu médico te hará un examen vaginal y te dirá cuánto has dilatado.

Probablemente pasarás la etapa inicial del trabajo de parto en casa, haciendo tus actividades normales. Descansarás si es de noche y estarás ocupada si es de día. Trata de no hacer demasiado ya que necesitarás mucha energía más adelante. Seguramente pasarás un tiempo pensando si estás realmente en trabajo de parto. Llevar un registro del inicio de trabajo de parto como el que aparece en la página 83 te ayudará a decidir.

Probablemente te sentirás emocionada y un poco nerviosa. Muy seguramente querrás que un familiar o una amiga te acompañe.

Qué hacer en la etapa inicial del trabajo de parto

- Empaca tu maleta (o prepara lo necesario si planeas tener un parto en casa).
- Sal a caminar, escucha música o mira una película.
- Si estás cansada, trata de reposar.
- Usa cosas que te hagan sentir cómoda para relajar los músculos y tranquilizar tu mente durante las contracciones dolorosas (ver páginas 113-137 para más información sobre mecanismos de bienestar).

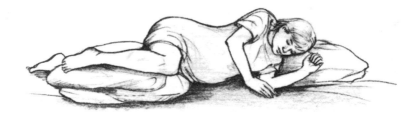

- Pídele a alguien que te dé un masaje en la espalda.
- Toma una ducha larga (pero *no* un baño largo en tina, ya que éste puede detener el progreso del trabajo de parto en este momento).
- Bebe o come alimentos fáciles de digerir, como sopa, fruta, yogurt, pasta, tostadas, jugo y té de hierbas. La comida grasosa no es aconsejable en este momento. Puede hacerte daño.

Cuando las contracciones se vuelven dolorosas y no puedes caminar o hablar mientras las sientes, es hora de usar tus habilidades para manejar el dolor (ver páginas 113-137 para ver información sobre la respiración lenta y otros mecanismos de confort). Trata de estar relajada y suelta durante las contracciones fuertes. Piensa en cosas, música o imágenes relajantes.

Entre una contracción y otra, regresa a lo que estabas haciendo antes de la contracción. Trata de prepararte para estar relajada durante la siguiente contracción. Al inicio del trabajo de parto, empieza a trabajar

La historia de Jenny

Estaba trabajando cuando empezaron las contracciones. Consiguieron a una persona para que me reemplazara y a otra para que me llevara al hospital. Pero la enfermera me dijo que era demasiado pronto para estar en el hospital. Así que tuve que esperar a que mamá viniera a recogerme. Ya en casa, medí el tiempo de mis contracciones y empaqué la maleta. Las contracciones se mantuvieron iguales durante unas 24 horas. Cuando se volvieron más fuertes y venían cada 5 minutos, supe que era hora de regresar al hospital. Y estaba en lo cierto. Había dilatado 3 cm.

con tu acompañante para que él o ella sepa cómo ayudarte durante el resto del trabajo. Algunas mujeres prefieren que una mujer experimentada (asistente de parto) venga a su casa a ayudarlas con las primeras contracciones.

Trabajo de parto activo

La mayoría de las mujeres van al hospital o centro materno cuando entran a la fase activa del trabajo de parto. En esta etapa, las contracciones siguen volviéndose más largas, más fuertes y más seguidas. Generalmente, las contracciones:

- Vienen cada 4 - 5 minutos o menos
- Duran 60 segundos o más
- Son intensas y dolorosas

Durante esta fase, el trabajo de parto se acelera y el cuello por lo general se dilata más rápido que antes. Al final de la fase activa, el cuello se ha dilatado aproximadamente 7 - 8 centímetros.

En el trabajo de parto activo, te vuelves seria y callada; estás concentrada en tus contracciones. Antes, los chistes y la conversación de tu acompañante te parecían divertidos; ahora, no los soportas. No quieres que te pregunten nada ni que te hablen durante las contracciones. Puedes sentirte cansada en ese momento. La mayoría de las mujeres sienten que ya no pueden más.

Qué hacer durante el trabajo de parto activo
- Muévete. Trata de cambiar de posición para estar más cómoda (caminar, ponerte de pie, recostarte en tu acompañante o en la cama, sentarte o acostarte en la cama).
- Muévete, mécete o balancéate con ritmo (como si estuvieras bailando lentamente).

- Respira con ritmo durante las contracciones.
- Relájate entre una contracción y otra.
- Ve al baño y desocupa la vejiga más o menos cada hora.
- Usa los mecanismos de confort que prefieras.

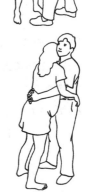

   o Siéntate o recuéstate en un balón de parto (ver página 134).

   o Métete en la tina o toma una ducha.

   o Toma agua o chupa cubitos de hielo.

   o Escucha música.

- Recuerda que el dolor de las contracciones es normal. No es dañino.

Tu acompañante debe estar más cerca de ti ahora. Él o ella debe permanecer calmado(a) y entender tu seriedad. Puede ayudarte a mantener los patrones de respiración y a encontrar

La historia de Jenny

No pensé que pudiera hacerlo. Fue tan difícil que lloré. Le dije a mamá: "¡Odio esto! ¡Consígueme un medicamento!". Mamá nunca dijo ni sí ni no. Entonces yo seguía haciendo las mismas cosas. En cada contracción, miraba una foto de mi gato y hacía el ejercicio de respiración. También me quejaba mucho. Mamá me decía constantemente: "Lo estás haciendo muy bien; mantén el ritmo". Odiaba el trabajo de parto, pero después de un rato supe que podía hacerlo. Dejé de pedir medicamentos y me concentré en el ritmo de la respiración y en la voz de mamá.

posiciones más cómodas para ti. También puede tratar de tocarte o sobarte suavemente durante esta exigente fase del trabajo de parto. Lo que necesitas ahora es alguien que te ayude a sentir segura y amada.

Qué hacer para que tú y tu bebé estén sanos (cuidados en el hospital)

Cuando das a luz en un hospital, las enfermeras, los médicos y las parteras usan pruebas y procedimientos para controlar tu progreso y mantenerlos seguros a ti y a tu bebé. Estos procedimientos médicos regulares se llaman *rutinas* porque se les practican a casi todas las mujeres que dan a luz en ese hospital. En esta sección se describen las pruebas y procedimientos más comunes que se les hacen a las madres que tienen sus bebés en un hospital.

Revisión del bebé

También recibe el nombre de *monitoreo fetal*. Una manera de revisar la salud del bebé durante el trabajo de parto es contar los latidos del corazón del *feto* mientras la madre está teniendo una contracción y justo después de que ésta termina.

Hay 3 maneras de hacerlo:

1. La enfermera escucha los latidos fetales colocando un *Doppler* (estetoscopio ultrasónico como el que se usa en los controles prenatales) sobre tu estómago durante 1 minuto aproximadamente. El ritmo cardíaco se mide generalmente cada 15-30 minutos durante el trabajo de parto (y con más frecuencia durante la segunda etapa).

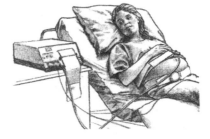

2. Con un *monitor fetal electrónico externo (MFE)*, la enfermera coloca dos dispositivos del equipo sobre tu

estómago y los asegura con bandas elásticas. Uno de ellos registra las contracciones; el otro mide el ritmo cardíaco del bebé. Ambos dispositivos están conectados a una máquina que muestra la información en una pantalla y la imprime.

3. Se puede usar un *MFE interno* si los otros métodos muestran que tu bebé está teniendo algún problema. El monitoreo interno da más información, pero sólo se usa si es necesario. Con el 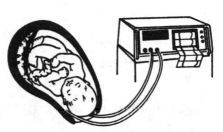 MFE interno, se introducen dos dispositivos del equipo por la vagina hasta el útero. Uno se conecta a la cabeza del bebé para medir el ritmo cardíaco. El otro mide qué tan fuertes son las contracciones. Al igual que el MFE externo, los dos dispositivos están conectados a una máquina que muestra la información.

Si el bebé no está recibiendo suficiente oxígeno de la placenta de la madre, el ritmo cardíaco cambia. El personal médico usa esta información para decidir si deben hacer otras pruebas o si se necesita algún tratamiento.

Recuerda

A veces el estrés de estar en el hospital hace más difícil entender lo que los médicos te dicen acerca de la atención médica que recibes. Recuerda que siempre puedes pedir más información sobre cualquier procedimiento antes de aceptarlo. Si aún después de preguntar no sabes porqué lo están haciendo, pregunta otra vez. Tienes derecho a saber qué está pasando contigo.

Revisión de la madre

A lo largo del trabajo de parto, la enfermera revisa muchos signos que indican cómo está tu salud y qué tan rápido avanza tu trabajo de parto. Todos los resultados de las pruebas quedan registrados en una tabla en el hospital.

Si estás teniendo algún problema, te harán las siguientes pruebas con más frecuencia:

- La enfermera mide y registra tu presión arterial, temperatura, pulso (ritmo cardíaco), orina (qué tanto estás orinando) y consumo de líquidos (qué tanto estás bebiendo o la cantidad de líquido intravenoso).
- Los exámenes vaginales le permiten a tu enfermera o médico revisar cómo avanza tu trabajo de parto (adelgazamiento y apertura del cuello uterino). También les permite saber si tu bebé está bajando hacia el canal de parto.
- La enfermera o el médico medirá la frecuencia e intensidad de tus contracciones, ya sea palpando tu estómago o usando el MFE.

Líquido intravenoso

El líquido intravenoso es una mezcla de agua y minerales que se suministra a través de un tubo insertado en una *vena* (conducto sanguíneo que está por debajo de la piel) en el brazo o la mano. El líquido gotea a través del tubo desde una bolsa o botella que se cuelga en un soporte situado al lado de la cama. Ese fluido garantiza que tu cuerpo tenga suficientes líquidos cuando no te permitan beber nada. También es un medio efectivo para darte rápidamente una medicina si la necesitas. Si tu estado de salud es bueno, posiblemente no necesites líquido intravenoso. Puedes tomar agua o jugo en su lugar.

La historia de María

Estaba terriblemente cansada durante el trabajo de parto. Me preocupaba que la falta de sueño me impidiera manejar el dolor. A John también le costaba mucho trabajo mantenerse despierto. La enfermera nos dijo: "Este es un buen momento para un tibio y delicioso baño de tina. Te ayudará a relajarte". Disfruté mucho ese baño. John se sentó a mi lado y me ayudó a relajar. De hecho dormí un poco estando en la tina.

Transición

Esta fase es generalmente la más difícil del trabajo de parto, pero es la más corta. Para una madre primeriza, la transición dura aproximadamente 1 hora. Para las madres que ya han tenido otros bebés, puede durar un poco menos. Estas contracciones no son mucho más fuertes que aquellas de la fase activa, pero parecen más fuertes porque son más largas y más seguidas. Las contracciones generalmente:

- Vienen cada 2-3 minutos
- Duran 1-2 minutos (a veces, antes de que se vaya una, comienza otra)
- Se sienten muy fuertes porque el tiempo que transcurre entre una y otra es muy corto (de 30 segundos a 2 minutos)
- Vienen acompañadas de nuevas señales físicas y sensaciones más fuertes

Estas nuevas señales físicas sirven para saber que estás en transición. También te indican que el trabajo de parto está por terminar y que tu bebé nacerá pronto. Puede que tengas algunas o todas las siguientes señales que son normales en la fase de transición:

- Rompimiento de la bolsa de aguas o fuente (si no ha sucedido todavía) y más sangrado
- Presión en la vagina y el recto que te da ganas de gruñir o de pujar con fuerza, como si estuvieras defecando (sin embargo, puede que sea demasiado pronto para pujar)
- Náuseas, vómito o hipo
- Piel sensible
- Sensación de cansancio y sueño entre las contracciones
- Temblor en las piernas o en todo el cuerpo
- Cambios de temperatura: sientes frío y luego calor y sudoración

Las intensas señales físicas de la transición generalmente vienen acompañadas de fuertes emociones. Es posible que te sientas:

- Derrotada, como si no pudieras continuar soportando las contracciones
- Molesta y asustada
- Gruñona y fácilmente alterada
- Lista para renunciar al esfuerzo

Afortunadamente, el trabajo de parto está por terminar. Debes saber que estos sentimientos son normales. También debes saber que tú y tu bebé se encuentra bien. Este difícil momento por lo general es corto.

Para pasar por la transición sin necesidad de medicamentos, utiliza los mismos métodos que usaste en la fase activa (ver págs. 113-137). No es necesario que te mantengas calmada y relajada durante estas contracciones. Puede ser más fácil si haces ruido. Sin embargo, ayuda mucho

La historia de Jenny

Le dije a la enfermera que sentía presión en la cola. Luego me sentí rebotada y trasboqué. Por suerte, mamá tenía un pequeño recipiente plástico donde hacerlo. También me dio escalofrío. Fue muy difícil. Entré en pánico. La enfermera me dijo que mantuviera abiertos los ojos y que mirara a mamá. Me decía constantemente: "Estás bien. Esta es la parte más difícil. No pierdas el ritmo". La enfermera le indicó a mamá cómo marcarme el ritmo para la respiración y los quejidos. Lo único que podía hacer era seguir a mamá. Sentía como si nunca fuera a acabar, pero pasó. Cuando menos pensé, estaba dando gruñidos. Me alegré cuando me dijeron que ya era hora de pujar para que mi bebé saliera.

aferrarse a los mismos movimientos y patrones rítmicos de respiración. Esto se llama *ritual* (hacer las mismas cosas una y otra vez para soportar las contracciones). Entre una contracción y otra, trata de relajarte y descansar, aunque sea por unos segundos.

Tu acompañante de parto puede sentirse mal por tu dolor o por los sonidos que hagas, y tal vez no sepa cómo ayudarte. Es posible que piense que los ruidos que haces significan que estás sufriendo. El apoyo y advertencia de la enfermera y tu médico sobre esta situación puede ayudarlos a ambos.

Tu acompañante de parto puede ayudarte:

- Estando cerca de ti (a algunas mujeres les gusta que las sostengan firmemente. Otras no quieren que las toquen, pero desean que su acompañante esté cerca de ellas).

- Manteniendo el ritmo de tu respiración (contando tus respiraciones o marcando con su mano el ritmo con un golpe sólido para que tú lo sigas)
- Ayudándote a relajar entre las contracciones
- Poniéndote cosas que te hagan sentir más relajada (por ejemplo, una toalla tibia en la parte baja de la espalda o en el estómago, un paño de agua fría en la frente, pedacitos de hielo para la sed, una almohada de apoyo)
- Llamando a la enfermera si empiezas a gruñir o a contener la respiración

La historia de Tanya

Mi trabajo de parto fue diferente la segunda vez. Fue mucho más rápido. Además, la primera vez me dieron medicina para el dolor y no pude sentir nada. Esta vez sentí dolor, pero me gustó poder sentir cuando pujaba. Cuando salí de la tina, deseé no haberlo hecho porque las contracciones me dolieron más. Luego rompí fuente y el líquido se regó por todo el piso. Quería pujar enseguida, pero la enfermera me dijo que el cuello todavía no se había dilatado totalmente. No se suponía que debía pujar, pero no podía evitarlo. No podía parar ni siquiera cuando trataba. La enfermera me hizo colocar de rodillas y manos, y eso disminuyó un poco el dolor y la presión. Pero todavía tenía que jadear un poco más para no aguantar la respiración y pujar. Fue muy difícil. Cuando me dijo que ya podía pujar, sentí un gran alivio.

Nacimiento del bebé: segunda etapa del trabajo de parto

La segunda etapa del trabajo de parto comienza después de que el cuello del útero se ha dilatado completamente. En esta etapa, tu bebé sale del útero, pasa por la vagina y nace. Esta segunda etapa puede durar desde 30 minutos, cuando es corta, hasta más de 3 horas, cuando es larga.

En esta segunda etapa, te sentirás mejor que durante la fase de transición. Tienes más energía. Te sientes más calmada y relajada.

Las contracciones generalmente:

- vienen cada 3 ó 4 minutos
- duran alrededor de 60 segundos
- son menos dolorosas que las contracciones durante la fase de transición
- te producen ganas de pujar (el deseo de pujar se vuelve más fuerte a medida que el bebé baja por el canal de parto).

¿Qué es el deseo de pujar?

El *deseo de pujar* se siente como unas fuertes ganas de gruñir y de empujar. No se puede controlar, como no se puede controlar un estornudo. Algunas mujeres sienten deseo de pujar antes de que su útero se dilate totalmente; otras no lo sienten hasta que el cuello alcanza una dilatación de 10 centímetros. Hay mujeres que nunca sienten el deseo de pujar. Si te han aplicado anestesia epidural, tu cuerpo se sentirá dormido y probablemente no sentirás un claro deseo de pujar (ver páginas 139-142 para más información sobre anestesia epidural). Con este tipo de anestesia, puedes sentir un poco de presión o sentirte simplemente distinta.

Al comienzo de la segunda etapa, puede que no sientas deseos de pujar. Después de 10-20 minutos, cuando el bebé baja hacia la vagina, el deseo se vuelve más fuerte. Pujar mientras sientes la fuerza de una contracción realmente ayuda a que el bebé descienda. Muchas mujeres se sienten mejor cuando pujan durante las contracciones; otras piensan que duele más. Si te resulta doloroso, intenta adoptar otra posición. También sirve tratar de relajar los músculos que rodean el orificio vaginal *(perineo)*. La acción de pujar funciona mejor y es menos dolorosa cuando el canal de parto no está tenso.

La presión del bebé sobre tu vagina es la que causa el deseo de pujar. Durante cada contracción, el deseo se siente varias veces. Cada vez que lo sientes, te pones tensa y empujas. Entre un deseo y otro, respiras unas cuantas veces y luego vuelves a pujar cuando sientes de nuevo el deseo de hacerlo. Entre una contracción y otra no sentirás ganas de pujar, así que puedes recostarte y descansar.

La historia de María

Sentía que podía pujar mejor si John me ayudaba a levantar los hombros y a doblarme sobre la barriga. ¡No podía creer lo fuerte que mi propio cuerpo me hacía pujar! Fue un trabajo duro. Me ardían las nalgas, pero me sentía mejor si pujaba mientras sentía el dolor de la contracción. John me decía constantemente que relajara las piernas. Los dos sabíamos que esa era nuestra manera secreta de recordarme que debía relajar las nalgas. Dolía menos cuando no estaba tensa.

Durante esta fase, el cuello se dilatará hasta 10 centímetros. Eso significa que el bebé podrá deslizarse por el cuello hasta la vagina. Al final de la transición, será hora de que pujes y empujes el bebé hacia afuera.

Posiciones para pujar

Mientras pujas, adopta las posiciones que sean más cómodas para ti. Intenta varias para que identifiques con cuáles te sientes mejor. Es posible que tu médico te pida que intentes una nueva posición para ayudar a que el bebé baje. A veces una posición diferente es más saludable para el bebé. Cuando llega el momento de que el bebé nazca, la mayoría de los médicos prefieren que la madre esté sentada o recostada.

He aquí algunas posibles posiciones para pujar y porqué pueden resultar cómodas:

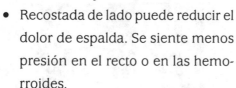
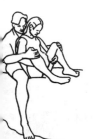

- Sentada y recostada, como en una silla reclinable, es una posición cómoda para dar a luz, que recibe el nombre de *semisentada*. Es fácil pujar en esta posición y muchos médicos la prefieren.

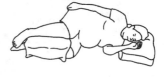

- Recostada de lado puede reducir el dolor de espalda. Se siente menos presión en el recto o en las hemorroides.

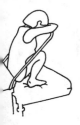

- Agachada en cuclillas, ensancha la pelvis y le ayuda al bebé a bajar a la vagina (no uses esta posición si tienes anestesia peridural, porque no sabrás si te estás lastimando los músculos o las articulaciones).

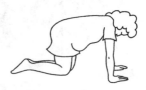

- La posición de rodillas y manos reduce el dolor de espalda (no es necesaria si tienes anestesia peridural).

El bebé nace

A medida que el bebé sale, su cabecita se alarga para pasar por el orificio vaginal y sentirás un fuerte escozor o ardor. Tal vez el médico te pedirá que no pujes. Para dejar de hacerlo, jadea o respira por la boca. Recuerda tratar de relajar el perineo y la cola.

Primero sale la parte superior de la cabeza del bebé y luego la cara. Una vez que la cabeza está afuera, sentirás un alivio al no sentir presión ni dolor. Después de que salen los hombros, el resto del cuerpo del bebé sale rápidamente. El médico o enfermera succionará los fluidos que haya en la nariz y la boca del bebé con un succionador de caucho.

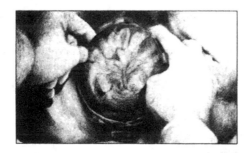

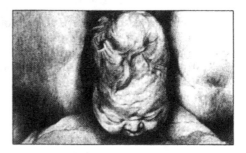

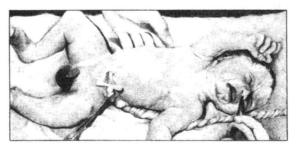

Expulsión de la placenta: tercera etapa del trabajo de parto

Después de que nace, el bebé es secado y colocado sobre tu estómago. Se le pone una pinza al cordón umbilical y luego se corta. Al bebé lo envuelven en una manta tibia y lo ponen en tus brazos. Mientras conoces a tu bebé, esperas que la placenta salga.

Esta etapa es la más corta y dura de 10 a 30 minutos aproximadamente. Por lo general, las contracciones no son muy dolorosas. De hecho, puede que ni siquiera las notes porque estarás ocupada observando a tu bebé. Es posible que te pidan que pujes un poco para sacar la placenta. Después, si te han hecho una episiotomía o si has tenido un desgarre, el médico procederá a coger unos puntos para cerrarlo (para más información sobre episiotomías, ver la página 160).

Las primeras horas después del parto

Las mujeres experimentan una variedad de sentimientos después del parto. Tal vez sientas un alivio porque el trabajo de parto terminó. Te puedes sentir orgullosa de lo bien que lo hiciste. Te puedes sentir llena de amor por tu nuevo bebé o sorprendida por su aspecto físico. Te puede asombrar que hayas creado un ser tan maravilloso. Puedes estar llena de energía o sentirte cansada, con deseos de dormir un rato.

Posiblemente tu acompañante esté lleno de emoción y de cansancio en este momento. Tal vez él o ella y tus familiares te abracen y consientan a tu bebé. Puede que todos lloren de felicidad.

Centrarse en el bebé

Es posible que el bebé se vea azuloso o morado al principio y que tenga algunas manchas de sangre. Eso es normal. También es probable que tenga el cuerpo cubierto de una sustancia blanca y cremosa (llamada *unto sebáceo*). Esa sustancia protegía su cuerpo mientras flotaba en el líquido amniótico. Tu bebé empezará a respirar en cuestión de segundos. Luego, el color de la piel se verá más normal. ¡El primer llanto del bebé los alegrará a todos!

Justo después del parto, la enfermera o el médico revisará que el bebé se encuentre bien. Esto se llama la prueba de *Apgar*. Si la piel del bebé es rosada y el niño se mueve y llora, está bien. Si quienes te atienden tienen alguna duda, le darán un masaje al bebé y posiblemente le pondrán oxígeno. Si es necesario, lo llevarán a una cuna con calefacción para prestarle más atención médica.

Si planeas darle leche materna al bebé, trata de empezar a hacerlo durante los 30 minutos siguientes al parto. Ese es el momento en que el bebé estará alerta y ansioso de comer. La enfermera puede ayudarte. Después de darle de comer, el bebé será pesado y medido.

La enfermera revisará el ritmo cardíaco, la respiración y la temperatura del bebé varias veces después de nazca. A veces, durante la primera hora, la enfermera le pondrá ungüento en los ojos para evitar una infección. También le aplicarán una inyección de vitamina K para evitar que sangre. Si tienes alguna duda con respecto al ungüento o la inyección, habla con tu médico o enfermera antes del parto. La enfermera bañará al bebé durante las primeras horas. Esto generalmente lo hace en el lavamanos de tu habitación.

Durante la primera hora después del parto, seguramente el bebé estará calmado y atento con los ojos bien abiertos. Notará nuevos sonidos, olores e imágenes a su alrededor. Si la luz no es muy brillante, te mirará a la cara. Puedes bajar un poco la luz o hacerle sombra con tu mano para evitarle la luz brillante. Este es un buen momento para tomar a tu bebé y echarle un buen vistazo.

Tiempo de recuperación después del parto

En la primera o dos primeras horas después del parto, la enfermera revisará con frecuencia tu presión arterial, pulso y temperatura. Después del parto, tendrás un flujo vaginal similar a una menstruación fuerte. Se llama *lochios*. Tendrás que usar toallas higiénicas gruesas. Para ayudar a reducir el dolor y la inflamación vaginal, la enfermera te pondrá una bolsa de hielo (por debajo de la toalla) en el perineo. Puedes pedir un medicamento para el dolor si lo necesitas.

Después del parto, el útero seguirá contrayéndose para cerrar los vasos sanguíneos donde estaba la placenta. Estas contracciones (llamadas *dolores posparto*) por lo general no son muy dolorosas después de tener el primer bebé, pero pueden doler más después de tener tu segundo o tercer bebé. Usa la respiración lenta si necesitas ayuda para lidiar con el dolor.

La lactancia causa más contracciones y éstas te pueden hacer sentir que sangras más. Pero no es así. Las contracciones simplemente ayudan a expulsar la sangre que ya tenías en el útero. En realidad, la lactancia ayuda a reducir el riesgo de sangrar demasiado y a recuperarte más rápido. El útero se demora varias semanas en volver a su tamaño original.

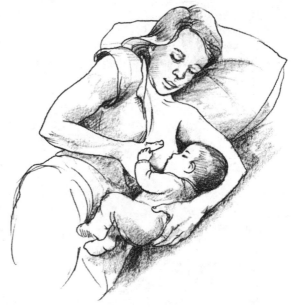

La enfermera o partera revisará tu útero para asegurarse de que quede firme. Si no es así, puedes perder demasiada sangre.

Si la parte superior del útero está relajada, la enfermera te hará un masaje para ayudar a que el útero se contraiga. Puesto que el masaje puede ser muy doloroso, tal vez quieras revisar la tensión del útero tú misma. Pídele a la enfermera que te indique cómo hacerlo. Si el útero no se siente duro, te pueden hacer el masaje. De esta forma puedes mantenerlo firme sin tantas molestias.

Poco después del parto, las piernas te pueden temblar. Eso es común después del parto. Una cobija tibia te ayudará a disminuir el temblor, que pasará en poco tiempo. Posiblemente sientas hambre y sed. No es sorprendente puesto que has estado trabajando duro y seguramente saltaste algunas comidas. Pide algo de comer y beber.

Probablemente sentirás alivio de que el trabajo de parto haya terminado y emoción de que tu hijo ya esté aquí. A medida que el bebé juegue contigo y te mire a la cara, te enamorarás de él o ella. Estos momentos te ayudan a aferrarte a tu bebé. Tu acompañante también querrá alzar y disfrutar al bebé.

6

¿Qué pasa con el dolor durante el trabajo de parto?

Este capítulo te dice muchas cosas que puedes hacer por ti misma para reducir el dolor del trabajo de parto. También describe algunas medicinas para aliviar el dolor.

¿Qué causa el dolor durante el trabajo de parto?

Cuando las madres primerizas hablan de lo que sintieron durante el trabajo de parto, describen la experiencia como dolorosa, extenuante, atemorizante y sorprendente. La mayoría de las mujeres embarazadas se preocupan por el dolor. Hay varias cosas que pueden causarlo cuando va a nacer un bebé:

- El fuerte trabajo de los músculos del útero durante las contracciones

- La apertura del cuello uterino
- La presión sobre el canal vaginal y el estiramiento del mismo

La experiencia de dolor en el trabajo de parto es diferente para cada mujer. Unas mujeres sienten más dolor que otras. Son muchos los factores que determinan qué tanto dolor puedes sentir:

- Tus experiencias anteriores con el dolor
- Qué tan saludable eres
- Qué tanto dure tu trabajo de parto y qué tan cansada te sientas
- Si tienes un acompañante de parto o no
- Tu habilidad para usar estrategias de manejo del dolor
- El uso de medicamentos para aliviar el dolor

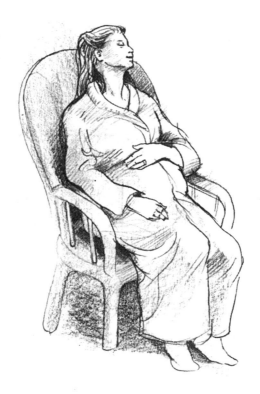

El miedo acentúa el dolor. Si sabes que el dolor es normal en el trabajo de parto, probablemente lo sentirás menos porque no le temes tanto. El dolor durante el trabajo de parto no significa que algo ande mal (como el dolor causado por una herida o una enfermedad). El dolor es parte normal del proceso de nacimiento. Generalmente indica que el bebé está más próximo a nacer.

Conocer varios métodos para lidiar con el dolor te hace sentir menos asustada. Usar estas estrategias durante el trabajo de parto te ayuda a sentirte más fuerte.

Estrategias para lidiar con el dolor del trabajo de parto

Hay muchas maneras de lidiar con el dolor y el estrés que produce el trabajo de parto. Estas estrategias y mecanismos de comodidad se pueden usar a lo largo de todo el trabajo de parto. También se pueden usar para calmar el dolor al comienzo, y luego acudir a los medicamentos si es necesario.

Manejarse bien durante el trabajo de parto significa que no te sientes abrumada ni entras en pánico por causa de las contracciones. Quiere decir que eres capaz de relajarte y manejar el dolor, aún cuando no puedes evitarlo. Entre las estrategias más útiles para lidiar con el trabajo de parto están las siguientes:

- Relajación
- Respiración y movimientos rítmicos
- Mecanismos de bienestar (y centrar tu mente en ellos)

Usa la relajación para reducir el dolor

Las mujeres que se manejan bien durante el trabajo de parto usan la relajación. Tratan de relajarse durante las contracciones y especialmente entre una contracción y otra. Algunas mujeres dejan que los músculos se relajen durante las contracciones y luego se mueven entre una contracción y otra. Otras son más activas durante las contracciones (se balancean o se mecen) y se relajan y descansan sólo entre una contracción y otra. El punto es que debes hacer lo que resulte relajante para ti en el momento del trabajo de parto.

La *relajación* (dejar que la tensión muscular se vaya) es una parte importante del manejo del trabajo de parto. Durante este esfuerzo, la relajación puede ayudar de muchas maneras:

- Ahorra tu energía (para que no te canses tanto)
- Calma tu mente
- Reduce tu estrés y temor
- Disminuye tu dolor

La relajación evita que tensiones los músculos. Cuando te relajas, disminuyes la tensión que acentúa el dolor. Además, cuando tratas de relajarte durante una contracción, estás pensando en no ponerte rígida en lugar de estar pensando en el dolor.

La habilidad para relajarse se le facilita a unas personas más que a otras. Sin embargo, con práctica, puedes aprender a hacerlo. Empieza con el ejercicio "Aprender a Relajarse" de la página 48. Luego practica el ejercicio "Relajación mientras descansas" de la página 116. Una vez que sepas cómo relajarte, aprende las técnicas que usarás durante el trabajo de parto, el "Conteo de Relajación" (página 116) y "Relajación de los Puntos de Tensión" (página 120). Luego practícalos para que los puedas hacer fácilmente durante el trabajo de parto. Te sentirás bien sabiendo que tienes el poder de relajarte siempre que necesites reducir el estrés.

Cuando empieces a practicar la relajación, acuéstate de lado con suficientes almohadas o siéntate en una silla cómoda en la que puedas apoyar la cabeza y los brazos. Ponte cómoda. Después de que hayas aprendido a relajarte en estas posiciones, practica la relajación estando sentada, de pie o caminando. Vas a necesitar relajarte en estas posiciones durante el trabajo de parto.

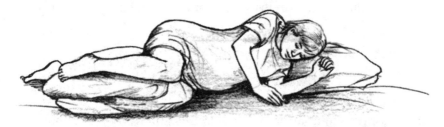

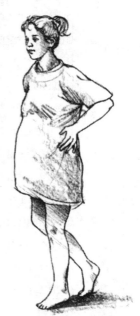

Cuando estés aprendiendo las técnicas de relajación, empieza en un lugar callado y tranquilo. Trata de usar una técnica cada noche antes de dormir. Tu meta es lograr una completa relajación del cuerpo antes de terminar el ejercicio. Cuando logres hacer esto, intenta hacerlo en espacios más ruidosos y activos. Recuerda que los hospitales son lugares agitados y que el trabajo de parto puede ser estresante.

Relajación mientras descansas

Con este ejercicio, relajas los músculos mientras descansas. Puedes leerlo tú misma y pensar en él mientras practicas. O puedes pedirle a tu acompañante que te lo lea mientras tú escuchas. Primero, te vas a *concentrar* (pensar) en una zona y luego vas a tratar de liberar la tensión en esa zona. Relaja los músculos de cada zona mientras tu atención se desplaza de los pies a la cabeza.

1. Busca una posición cómoda, acostada de lado o sentada en una silla. Asegúrate de que tu cabeza, brazos y piernas estén apoyados.

2. Cierra los ojos y respira lentamente.

3. Piensa en tus pies y en los dedos de los pies. Libera la tensión que hay en esa zona.

4. Ahora concéntrate en las piernas. Se sienten cómodas. Imagina que tus piernas están tibias y relajadas.

5. Concéntrate en la parte baja de la espalda. Imagina que alguien te está dando un masaje en la espalda con las manos. Siente la tibieza de esas manos. Siente cómo la tensión desaparece.

6. Presta atención a tu pecho. Cuando inhalas, tu pecho se expande con facilidad, abriendo espacio para que el aire entre. Cuando exhalas, el pecho se relaja para que el aire salga. Respira lentamente y deja que el aire entre y salga. Esta respiración te ayuda a relajar aún más.

7. Concéntrate en los brazos. Libera la tensión. Relaja los brazos, luego las manos y los dedos.

8. Ahora concéntrate en el cuello y los hombros. Tu cabeza se siente pesada. Siente cómo la tensión se desvanece.

9. Piensa en tu cara. Tu mandíbula está relajada. Tus párpados están pesados. Tienes una expresión calmada y tranquila en el rostro. Eso significa que también estás calmada y tranquila por dentro. Tómate un momento para disfrutar esa sensación de calma.

10. Es hora de terminar esta sesión de relajación. Abre los ojos poco a poco, mueve los dedos de los pies, estírate y levántate lentamente.

Tratar de relajarte durante una contracción ayuda a disminuir el dolor aún si no estás totalmente relajada. Es más fácil relajar una zona del cuerpo que relajarlo todo. Entonces, aprende el ejercicio "Relajación de los Puntos de Tensión" de la página 120 para ayudarte a relajar durante el trabajo de parto. Cuando practiques esta técnica, usa la respiración lenta para relajarte. Concéntrate en un punto de tensión con cada respiración. Puedes hacer dos respiraciones si es necesario. Piensa que cada exhalación es una respiración relajante.

Cuando practiques, y durante el trabajo de parto, tal vez desees que tu acompañante te ayude a relajar los puntos de tensión. Si es así, pídele que te indique qué zona debes relajar. O dile que toque un punto que se sienta tenso. Luego concéntrate en esa zona y libera la tensión mientras exhalas lentamente. Este ejercicio se llama *relajación de toque*.

Las mujeres que usan técnicas como la relajación y la respiración generalmente sienten menos dolor que las que no lo hacen. Estas técnicas también son útiles en otros momentos de tu vida. Si las aprendes ahora, le puedes enseñar a tu hijo a relajarse y respirar cuando sienta el dolor de una rodilla raspada o un dedo golpeado. También pueden servir para afrontar un procedimiento médico doloroso, como una inyección.

Uso de la respiración y el movimiento rítmicos para reducir el dolor

Durante las contracciones del trabajo de parto, trata de respirar en patrones que tengan un ritmo constante. Piensa en usar el ritmo cuando respires, gimas o grites. Durante una contracción, intenta combinar tus patrones de respiración especial con movimientos rítmicos. Piensa también en mecerte, balancearte o incluso bailar con ritmo durante las contracciones del trabajo de parto.

Patrones de respiración para el trabajo de parto

Los patrones de respiración se usan durante el trabajo de parto para ayudarte a relajar. También sirven para que tú y tu bebé reciban suficiente oxígeno. Además, te sirven para concentrarte en mantener un ritmo en la respiración. Si practicas varios patrones de respiración antes del trabajo de parto, será mucho más fácil usarlos cuando llegue el momento.

Si no sientes la necesidad de hacer algo especial para manejar el dolor de las contracciones, entonces respira normalmente. Cuando sientas que necesitas ayuda para lidiar con el dolor, entonces empieza a usar un patrón de respiración especial durante cada contracción. Muchas mujeres comienzan a usar un patrón de respiración cuando las contracciones son intensas y definitivamente dolorosas. No pueden seguir caminando o hablando. Tienen que dejar lo que están haciendo y limitarse a respirar hasta cuando termina la contracción.

Conteo de relajación

Durante el trabajo de parto, tal vez quieras usar el conteo de relajación para relajarte entre las contracciones. Sin embargo, lo puedes usar siempre que quieras liberar rápidamente la tensión muscular durante un día agitado. También te puede servir para conciliar de nuevo el sueño por la noche. El conteo de relajación es como una oleada de relajación desde la cabeza hasta los pies. Mientras lo practicas, usa tantas veces la respiración como sea necesario para relajar todo el cuerpo.

1. Siéntate en una silla o acuéstate. Cierra los ojos.
2. Toma conciencia de tu respiración. Trata de respirar lenta y relajadamente.
3. Inhala por la nariz y exhala por la boca. Con cada exhalación, piensa en *relajar* y liberar cualquier tensión que haya en tus músculos.
4. Ahora concéntrate en relajar diferentes zonas de tu cuerpo con cada respiración. Piensa en una zona cuando inhales. Libera cualquier tensión que haya en esa zona cuando exhales:
   - Cuello y hombros
   - Brazos y manos
   - Pecho y vientre
   - Espalda y caderas
   - Piernas y pies
5. Observa cómo te sientes. Disfruta la relajación y la liberación de tensión.

Relajación de los puntos de tensión

Podrías usar esta técnica durante las contracciones del trabajo de parto. Concéntrate en las zonas que están tensas cuando te sientes estresada. Por ejemplo, muchas personas tensionan los hombros o los músculos del cuello. Algunas aprietan la mandíbula; otras fruncen el ceño o ponen cara de preocupación. Estos son puntos de tensión. ¿Conoces tus puntos de tensión?

1. Siéntate o acuéstate. Ponte cómoda.
2. Inhala lenta y calmadamente por la nariz. Busca una zona de tu cuerpo donde haya tensión.
3. Exhala por la boca. Libera cualquier tensión de esa zona.
4. Con la siguiente inhalación, concéntrate en otra zona cercana de tu cuerpo.
5. Busca la tensión cuando inhales y libérala cuando exhales.
6. Cambia lentamente tu atención de una zona a otra:
   - Rostro y mandíbula
   - Cuello
   - Hombros
   - Brazos (uno a la vez)
   - Parte superior de la espalda
   - Parte inferior de la espalda
   - Caderas y nalgas
   - Piernas (una a la vez)

Durante una contracción, probablemente no podrás recorrer todas estas zonas de tu cuerpo. Así que relaja tantas como puedas durante una contracción. Luego pasa a las otras durante la siguiente contracción.

Hay 2 patrones básicos de respiración: respiración lenta y respiración ligera. Una vez que los aprendas, los puedes combinar para crear nuevos patrones.

Respiración lenta

Empieza a usar la respiración lenta cuando te resulte difícil caminar o hablar durante una contracción. Usa este patrón de respiración durante

---

Cómo usar los patrones de respiración durante las contracciones del trabajo de parto

1. Cuando empiece una contracción, haz una inhalación grande y relajante.
2. Puedes mantener los ojos abiertos o cerrados. Si los dejas abiertos, fija tu mirada en una persona o un objeto.
3. Relaja los músculos tanto como puedas. Con cada exhalación, trata de relajarte aún más.
4. Respira siguiendo un patrón rítmico durante toda la contracción.
5. Concéntrate en un mecanismo de bienestar:
   - Fija tu mirada en algo
   - Háblate a ti misma, contando en silencio tus respiraciones
   - Muévete con ritmo
   - Libera la tensión muscular
   - Disfruta una ducha o baño tibio
6. Al final de cada contracción, haz una inhalación relajante. Libera toda la tensión mientras exhalas.

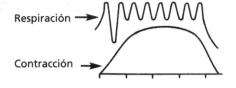

Respiración ➝

Contracción ➝

tanto tiempo como puedas. Puedes usarlo a lo largo de todo el trabajo de parto. Es posible que debas cambiar a la respiración ligera si las contracciones se vuelven demasiado fuertes como para manejarlas sólo con respiración lenta. Durante el trabajo de parto, piensa en hacer lo que mejor funcione para ti.

Cómo usar la respiración lenta en el trabajo de parto

1. Inhala lentamente por la nariz. Luego exhala despacio por la boca. (Si tienes la nariz tapada o congestionada, inhala y exhala por la boca).
2. Inhala en silencio. Tu exhalación debe sonar como un suspiro relajante (como un suspiro de alivio). En el trabajo de parto, puedes gemir o decir palabras mientras exhalas.
3. Mantén los hombros relajados y cómodos.
4. Ten la boca ligeramente abierta y relajada.
5. Respira más o menos 6-10 veces por minuto (aproximadamente la mitad de tu frecuencia normal de respiración).

Lo más importante es que la respiración lenta sea cómoda y relajante para ti. Practica este patrón hasta que puedas hacerlo con facilidad. Trata de hacer la respiración lenta durante 60-90 segundos cada vez, ya que en el trabajo de parto las contracciones duran aproximadamente ese tiempo.

Respiración ligera

En el trabajo de parto, la respiración ligera se utiliza cuando tienes problemas para relajarte o para mantener un ritmo con la respiración lenta. Tal vez observes que aceleras de manera natural la respiración cuando las contracciones se vuelven más dolorosas. Si te das cuenta de que aprietas las manos en los momentos más fuertes de cada contracción, entonces

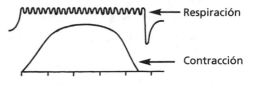

cambia a respiración ligera. Deja que la intensidad de las contracciones te guíe para decidir cuándo usar este segundo tipo de respiración.

Cómo usar la respiración ligera en el trabajo de parto

1. Inhala y exhala por la boca
2. Mantén la respiración superficial, rápida y ligera. Imagina que sólo estás usando la parte superior de los pulmones.
3. Cuando exhales, haz un soplo corto acompañado de un ligero sonido como *ju* o *ji*. Usa el sonido que prefieras.
4. Deja que tu cuerpo se encargue de las inhalaciones. Éstas deben ser silenciosas. Pero debes oír las exhalaciones.
5. Mantén la boca y los hombros relajados.
6. Respira cada 1 ó 2 segundos. Para por un momento después de cada exhalación para que tus pulmones se llenen de aire nuevamente.
7. Haz todas las respiraciones de la misma forma. Mantén el mismo ritmo.

Este patrón no es tan fácil de aprender como el de la respiración lenta. Al comienzo, es posible que te sientas tensa, como si no tuvieras suficiente aire. Practícalo durante 1-2 minutos a la vez hasta que sientas que puedes hacerlo sin sentirte asfixiada. Si sientes que te falta el aire, baja un poco la velocidad de la respiración. Asegúrate de relajar los hombros y espera un poco más antes de inhalar de nuevo. Algunas mujeres afirman que la respiración ligera es más fácil durante el trabajo de parto. El dolor y la intensidad de tus contracciones determinarán la velocidad de tu respiración durante ese esfuerzo.

La respiración ligera te puede resecar la boca. Para evitar la sed, trata de seguir estos consejos:

- Entre una contracción y otra, toma un sorbo de agua, chupa pedacitos de hielo o una paleta de agua (barra de jugo congelado).
- Después de varias contracciones, cepíllate los dientes, enjuágate la boca, o ponte vaselina o brillo en los labios mientras descansas entre una contracción y otra.

Otros patrones de respiración

Algunas mujeres combinan la respiración lenta con la rápida para crear nuevos patrones rítmicos.

1. Una forma de hacerlo es hacer 3 inhalaciones cortas ligeras, y luego una exhalación lenta y larga. Se vería así:

2. Otra forma es comenzar con una inhalación lenta y cambiar a una respiración ligera en el momento de máximo dolor de la contracción. Se vería así:

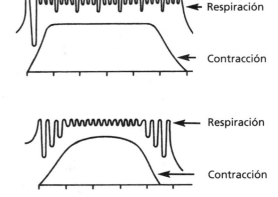

Cómo practicar los patrones de respiración

Durante los últimos meses de embarazo, trata de practicar cada patrón de respiración 2-3 veces por semana.

- Usa diferentes posiciones: sentada, acostada de lado, de pie, apoyada en rodillas y manos, e incluso sentada en el automóvil.

- Luego agrega algunos mecanismos de relajación y comodidad, como fijar la atención o moverte (ver páginas 125-134).

Si practicas, estarás preparada para usar los patrones de respiración durante el trabajo de parto. Tal vez no los uses todos, pero si los aprendes tendrás más opciones para lidiar con el dolor de ese momento. Tener opciones te permite sentirte más fuerte y tener el control de la situación.

La historia de Jenny

Cuando el dolor se volvió insoportable, mamá estaba frente a mí asintiendo con la cabeza y haciéndome respirar con ella. Yo sentía que no podía más, pero creo que lo hice bastante bien. Ni siquiera tenía tiempo de pensar en una medicina para el dolor. Cuando llegó la hora de pujar, lo único que quería era que el bebé saliera. Y así fue. No puedo creer que lo haya logrado sin medicamentos. Y no me arrepiento en absoluto; me siento orgullosa de mí misma. Mi pequeña bebé estaba bien despierta y me miró cuando escuchó mi voz.

Usa mecanismos de bienestar para ayudarte a manejar el dolor

Cuando te prepares para el trabajo de parto, conoce los mecanismos de bienestar que aparecen en este libro y úsalos cuando los necesites. Piensa también en las cosas que haces para sentirte mejor y trata de hacerlas durante el trabajo de parto. ¿Cómo responderías las siguientes preguntas?

- ¿Qué te ayuda a relajarte ahora? (¿La música, un masaje, un baño en la tina, una ducha, o pensar en lugares y actividades placenteras?)
- ¿Qué te hace sentir segura y cómoda? (¿Una voz apacible, tu almohada favorita, un CD, una foto?)
- ¿Qué persona(s) quieres que esté(n) junto a ti durante el trabajo de parto?

Tener un acompañante de parto

Te sentirás más segura si tienes a alguien conocido cerca de ti durante el trabajo de parto. Además, las contracciones pueden parecer menos dolorosas si esa persona está contigo. Durante el embarazo, escoge la persona que te gustaría tener como acompañante de parto. Algunas mujeres tienen más de uno. Tu acompañante de parto puede ser el padre de tu bebé, tu madre, un pariente, una amiga o una asistente.

¿Qué hace un acompañante de parto?

Antes del parto, tu acompañante te puede ayudar:

- Asistiendo al curso psicoprofiláctico contigo
- Escuchándote cuando hables de tus necesidades y tus planes para el nacimiento del bebé
- Escribiendo contigo un plan de nacimiento

Durante el trabajo de parto, tu acompañante te puede ayudar de la siguiente manera:

- Acompañándote a pasar el tiempo al inicio del trabajo de parto (caminando, jugando cartas, escuchando música, hablando, etcétera)
- Estando contigo durante el trabajo de parto y el alumbramiento
- Midiendo el tiempo de las contracciones

- Ayudándote a relajar durante y entre las contracciones
- Apoyándote en el manejo de las contracciones:
  - marcando el ritmo de la respiración
  - ayudándote a adoptar diferentes posiciones y movimientos
  - ayudándote a desviar la atención del dolor
- Facilitando o sugiriendo mecanismos de bienestar, tales como:
  - un masaje en la espalda
  - sorbos de agua o pedacitos de hielo
  - un baño en tina o una ducha
- Siendo calmado y tranquilizador
- Dándote apoyo cuando lo necesites
- Ayudándote a sentir segura y amada
- Compartiendo contigo la alegría del nacimiento

Si vas a tener más de un acompañante de parto, decide cuál será el papel de cada uno. Quien haya asistido contigo al curso psicoprofiláctico será quien mejor te puede ayudar con la relajación y los patrones de respiración. Un miembro de la familia puede ser mejor para darte amor y apoyo. Una asistente de parto puede ser buena para sugerir estrategias de manejo del parto y para calmar a tu acompañante y a ti. Si escribes el rol de cada persona en tu plan de nacimiento, evitarás la confusión y seguramente disfrutarás más la experiencia de dar a luz.

¿Qué es una asistente de parto?

Una asistente de parto es una mujer entrenada para ayudarte a ti y a tu acompañante dándoles apoyo y disminuyendo el dolor y la preocupación durante el nacimiento del bebé. Las asistentes de parto son expertas en "mimar a la madre". La mayoría de estas profesionales cobran una tarifa por sus servicios. Muchas de ellas tienen una escala de tarifas para que todas las mujeres tengan acceso a sus servicios si así lo desean. Además,

La historia de María

John y yo caminamos por los pasillos del hospital durante el trabajo de parto. Debido a que me dolía mucho la espalda, también pasé un buen rato agachada de rodillas y manos balanceando las caderas. Sentía mucho alivio cuando John me presionaba en la espalda durante una contracción. Mientras John me empujaba la espalda, Cindy, la enfermera, me ayudaba con la respiración. Fue grandioso tenerlos a ambos ayudándome.

algunos hospitales cuentan con asistentes en su personal de planta y su servicio es gratuito.

El papel de una asistente es contribuir a que tengas la experiencia de parto más satisfactoria posible. Ella permanece contigo desde el momento en que la llamas hasta 1-2 horas después del parto. Te ayuda de la manera que tú desees. Puede ser tu única compañera de parto, o puede guiar a tu ser querido o amiga con sus sugerencias sobre cómo hacerte sentir más cómoda.

Cómo centrar tu atención

Durante las contracciones del trabajo de parto, querrás centrar la atención en algo. Para algunas mujeres resulta útil "entrar en sintonía con el dolor".

Se concentran en él y cambian sus actividades para responder adecuadamente. Otras mujeres piensan en cosas distintas al dolor. Por ejemplo, fijan su atención en lo que ellas o su acompañante están haciendo. O piensan en otra cosa para olvidarse del dolor.

Para ayudar a olvidarte del dolor, trata de concentrarte en lo que percibes con los cinco sentidos:

- *Vista*. Observa algo, como el rostro de tu acompañante, un cuadro o un juguete para el bebé.
- *Sonido*. Escucha tu música favorita, una voz apacible o el patrón rítmico de tu respiración.
- *Tacto*. Presta atención al contacto o los golpecitos de tu acompañante durante una contracción. Tocarte en una zona tensa puede recordarte que te relajes.
- *Gusto*. Evita la sed bebiendo sorbos de agua o mordiendo pedacitos de hielo entre una contracción y otra.
- *Olfato*. Ten a la mano algo que huela bien (tu perfume preferido, un aceite suave para masaje o incluso una tajada de limón).

También puedes olvidarte del dolor si te concentras en otras cosas:

- Piensa en la letra de una canción, un poema o una oración. O dila o cántala en voz alta.
- Imagínate en un lugar calmado y placentero (por ejemplo, acostada en la playa, caminando por el parque o sentada en un cómodo sillón).
- Cuenta tus respiraciones durante cada contracción (o pídele a tu acompañante que lo haga). Esto te ayuda a saber cuándo está por terminarse la contracción.

- Concéntrate en relajar una zona del cuerpo con cada exhalación (ver "Relajación de los Puntos de Tensión" en la página 120).
- Mueve el cuerpo de manera rítmica. Por ejemplo, mécete en una silla, muévete hacia adelante y hacia atrás sobre una pelota de parto o, estando de pie, balancéate de un lado a otro (ver la página 132 para más información).
- Sé creativa. Piensa en otras cosas que funcionen para ti.

Cuando sigas los patrones de respiración y las técnicas de relajación antes del trabajo de parto, intenta poner en práctica estos métodos de centrar la atención. Seguramente te gustarán unos más que otros. Prepárate para usarlos durante el trabajo de parto. Tal vez en ese momento descubras algo que funciona mejor que las cosas que has practicado.

Uso del masaje y las caricias

Darse un masaje puede ser tranquilizante y relajante durante el embarazo y el trabajo de parto. Recibir un masaje en el cuello, hombros, espalda, pies y manos será muy reconfortante. Posiblemente también disfrutes una caricia firme en los brazos, las piernas o la espalda. Una caricia o unos golpecitos ligeros en la barriga también pueden ser placenteros durante las contracciones.

Recuérdale a tu acompañante que debe masajearte o acariciarte con un movimiento rítmico relajante. Trabaja con él antes del parto para descubrir qué tipo de masaje o de contacto te ayuda más. Planea usar tus favoritos durante el trabajo de parto. Tal vez prefieras uno o más de los siguientes:

- Un contacto suave, como una cosquilla
- Un golpecito firme

- Un corto apretón de los músculos, como los de los hombros y brazos
- Un masaje firme o una fricción en la espalda

Uso de baños en tina y duchas

Estar en contacto con agua tibia es muy reconfortante para la mayoría de las mujeres durante el trabajo de parto activo. Las contracciones generalmente son menos dolorosas si estás en el agua. Una ducha o un baño en tina pueden ayudarte a relajar pues son como un masaje suave. Averigua si puedes tomar una ducha o un baño en tina durante el trabajo de parto en el hospital o centro materno.

Uso de paños de agua tibia o fría

Un paño de agua tibia en la parte inferior de la espalda o en el vientre puede ser muy tranquilizante. Un paño de agua tibia es simplemente una tela o una toalla pequeña que se sumerge en agua bien caliente, se exprime y se coloca rápidamente en el lugar donde lo necesites. Cuando el paño se enfría, hay que reemplazarlo por otro caliente. Una cobija tibia también sirve si sientes escalofrío.

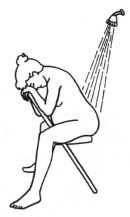

Una bolsa fría ayuda a reducir el dolor de espalda durante el trabajo de parto. Algunos ejemplos de bolsa fría son un guante de caucho lleno de hielo picado, una bolsa de granos congelados o una bolsa de gel congelado como las que se usan para las lesiones deportivas. Envuelve el paquete frío en una toalla delgada para proteger la piel.

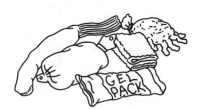

La historia de Tanya

Katie, mi asistente de parto, nos ayudó mucho durante el trabajo de parto. Me recordaba que debía moverme para mantener el proceso en marcha. Luego, en el momento preciso, me sugería que descansara un rato. Ella parecía saber exactamente lo que yo necesitaba. También ayudó a Jason. Cuando le decía que me frotara la espalda, yo observaba que él estaba más relajado. El trabajo de parto fue difícil, pero con la ayuda de Katie y Jason estaba segura de que yo podía hacerlo sin necesidad de tomar ninguna medicina para el dolor.

Uso de diferentes posiciones y movimientos

Moverse durante el trabajo de parto puede aliviar el dolor. Además, cambiar de posición cada 30 minutos puede ayudar a acelerar un trabajo de parto lento. Intenta adoptar estas posiciones:

- Sentada

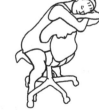

- De pie

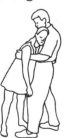

- Acostada (de lado o recostada de espalda en la cama)
- Agachada, apoyada en rodillas y manos

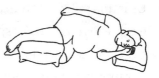

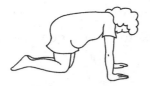

Estar erguida durante una parte de tu trabajo de parto te da una mayor sensación de control que estar siempre acostada. Sin embargo, trata de adoptar también posiciones descansadas. Intenta alternar entre períodos de descanso y períodos en los que estés más activa.

Los movimientos rítmicos también son reconfortantes. Por ejemplo:

- Caminar

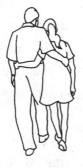

- Balancearte de un lado a otro

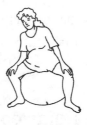

- Mecerte

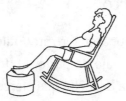

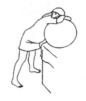

- Usar una pelota grande como las que se utilizan en los gimnasios (algunos hospitales tienen estas "pelotas de parto". Puedes sentarte sobre la pelota y balancearte durante las contracciones. O ponerla sobre la cama y recostarte sobre ella como apoyo).

- Hacer cualquier otro movimiento rítmico que te ayude a aliviar el dolor del trabajo de parto.

Beber suficientes líquidos

La mayoría de las mujeres sienten sed durante el trabajo de parto. Entre una contracción y otra al inicio de este esfuerzo, trata de beber algo (agua, té o jugo). En el trabajo de parto activo, puede que no quieras beber tanto. Entonces, toma sorbos pequeños de agua, mastica pedacitos de hielo, o chupa una paleta de agua o una barra de jugo congelado.

Si las enfermeras te dicen que no bebas nada, o si tienes vómito, te administrarán líquido intravenoso (para más información sobre líquidos intravenosos, ver página 98). Aún si te ponen líquido intravenoso, puedes sentir resequedad en la boca. Trata de chupar pedacitos de hielo o una paleta de agua ácida, cepillarte los dientes, o hacer enjuagues con agua fría o un enjuague bucal.

Recuerda ir al baño más o menos una vez cada hora. Una vejiga llena puede hacer más lento el progreso del trabajo de parto y también aumentar el dolor.

Maneras de lidiar con el dolor de espalda durante el trabajo de parto

Algunas posiciones y movimientos pueden ser muy útiles si tienes un dolor de espalda severo durante el trabajo de parto. El dolor de espalda generalmente es causado por la cabeza del bebé que ejerce presión sobre la parte posterior de la pelvis. Si la parte posterior de la cabeza del bebé hace presión sobre tus vértebras inferiores durante las contracciones, sientes más dolor. Cuando el bebé se da la vuelta (rota), el dolor generalmente desaparece.

Posiciones que ayudan a reducir el dolor de espalda

Las posiciones que mantienen al bebé alejado de tu espalda por lo general disminuyen el dolor. En lo posible, debes evitar acostarte de espalda. Cuando lo haces, el bebé queda recostado contra tu columna vertebral y su cabeza hace más presión sobre ella. Las posiciones que te pueden hacer sentir mejor son las siguientes:

- *Agachada, apoyada en rodillas y manos.* Mecerte mientras estás de rodillas y manos puede hacer que el bebé se mueva y cambie a una posición que te produzca menos dolor.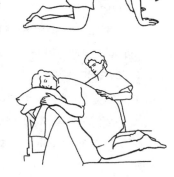

- *Recostada hacia adelante.* Trata de recostarte hacia adelante mientras estás sentada, de pie o arrodillada. Te puedes recostar sobre una pelota de parto, la cama o una silla.

- *Caminando, balanceándote de pie o simulando subir una escalera.* Los movimientos ayudan a que el bebé rote. Estar de pie también sirve para que el bebé se desplace hacia abajo, (descienda) a la pelvis.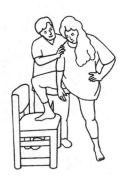

- *Acostada de lado.* Trata de acostarte de un lado y luego del otro. Descubre qué lado es más cómodo.

Usa cojines o almohadas para apoyarte.
Eso puede disminuir el dolor de espalda.

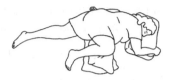

Presión de tu acompañante
en tu espalda para reducir el dolor

Tu acompañante de parto también puede contribuir a aliviar tu dolor de
espalda haciendo presión sobre esta. La presión desde afuera ayuda a
mantener tu pelvis en la posición correcta. Esta presión *externa* (desde
afuera) equilibra la presión *interna* (desde adentro) ejercida por la cabeza
del bebé. Para hacer presión en tu espalada durante una contracción, tu
acompañante puede:

1. Tomar la parte frontal del hueso de una de tus caderas con una mano
   para evitar que te sientas empujada hacia adelante.
2. Presionar firmemente con la base de la mano sobre un punto en la
   parte baja de la espalda o en las nalgas.
3. Mantener la presión durante toda la contracción.
4. Descansar entre una contracción y otra.
5. Preguntarte cómo se siente la presión.
6. Dejar de presionar si la presión no está ayudando o si te lastima.

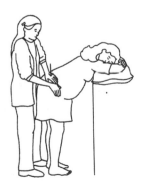
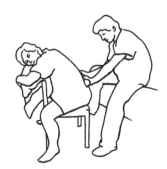

Probablemente sabrás en qué lugar necesitas la presión. Pero el punto exacto puede cambiar a medida que el bebé baja a la pelvis. Si no estás segura de dónde debe hacer presión tu acompañante, pídele que lo haga en varios puntos durante cada contracción. Dile dónde se siente mejor.

La historia de María

Tenía mucho dolor de espalda durante el trabajo de parto. Usaba bastante la pelota de parto. También me movía hacia adelante y hacia atrás. Cuando las contracciones empezaron a doler realmente, John me presionaba en la espalda mientras que Cindy, la enfermera, me sostenía de la mano. Hicimos eso durante más de una hora. Luego Cindy me revisó el cuello de nuevo. ¡Ya había dilatado 8 centímetros! Me recosté de lado un rato y descansé. Luego volví a la pelota de parto y a la silla mecedora. Cuando el bebé finalmente se movió, yo ya no quería que me presionaran la espalda. Para John fue un descanso porque ya le dolían los brazos.

Medicinas para el dolor

¿Cómo decidir si tomar o no medicamentos contra el dolor? Algunas mujeres saben que quieren tener un *parto natural* (dar a luz sin usar medicinas). Planean usar estrategias para manejar el trabajo de parto cuando las contracciones se vuelvan dolorosas.

Algunas mujeres no están seguras de usar medicamentos contra el dolor. Si los usan, no quieren tomar demasiados. Pueden soportar algo de dolor, pero no quieren sufrir. Otras mujeres están seguras de querer una inyección contra el dolor o anestesia epidural durante el parto.

Es aconsejable que aprendas las estrategias que se describen en las páginas 113-137 aunque planees usar medicamentos. Esas estrategias te pueden servir en casa mientras estás en la etapa inicial del trabajo de parto. También te pueden ayudar mientras esperas el medicamento en el hospital. Casi todas las mujeres que deciden tomar medicamentos contra el dolor se alegran de tener una forma de ayudarse a sí mismas antes de que les suministren la medicina o la anestesia epidural.

Planea hablar con tu médico sobre las medicinas contra el dolor durante una de tus visitas al final del embarazo. Estas medicinas alivian el dolor, pero también afectan al bebé y el trabajo de parto. Por lo tanto, las personas encargadas del cuidado de tu salud escogen medicamentos que te ayuden al máximo y que tengan los menores efectos nocivos posibles.

Las medicinas que se usan contra el dolor de trabajo de parto quitan el dolor parcial o totalmente. Los tipos de medicamentos más comunes contra el dolor de parto son los *sedantes,* la *anestesia epidural (o peridural)* y la *anestesia local*.

Sedantes

Estos medicamentos afectan la manera como el cerebro responde a las señales de dolor enviadas por el cuerpo. No quitan el dolor completamente, pero lo reducen. Puede que no percibas el dolor al comienzo o al final de una contracción, pero sí lo sentirás en su punto máximo.

¿Cómo te administran un sedante?

Los sedantes se aplican mediante una *inyección* (en un músculo, en un tubo para líquido intravenoso o directamente en la vena). La medicina va al torrente sanguíneo y pasa por todo el cuerpo. Esta droga también le llega al bebé. Cuando el sedante se aplica como medicamento epidural o en la columna vertebral, los efectos son distintos (para más información sobre medicamentos epidurales, ver páginas 139-142).

¿Cómo te ayudan los sedantes?

- Los sedantes a veces se usan en la etapa previa al trabajo de parto cuando ésta es muy larga, para detener las contracciones y permitir que descanses.
- Se pueden aplicar durante el trabajo de parto activo para disminuir el dolor y favorecer la relajación.
- Los sedantes se usan con frecuencia para aliviar el dolor después de un parto por cesárea (ver pág. 170).

¿Cuáles son los efectos colaterales de los sedantes?

- Te pueden hacer sentir somnolienta, mareada o rebotada del estómago.
- Los sedantes pueden enlentecer el trabajo de parto si se aplican al inicio del mismo.
- Los sedantes pueden afectar al bebé en las primeras horas después de nacido. Tu bebé puede estar más somnoliento que el de una madre a quien no se le hayan aplicado sedantes. Además, tu bebé puede necesitar más ayuda con la lactancia o tener una frecuencia respiratoria más lenta justo después de nacer.
- Los sedantes pueden causar estreñimiento si se aplican después de un parto por cesárea.

Anestesia epidural

La anestesia epidural adormece el cuerpo desde la cintura hasta la cadera, ya que el medicamento se aplica cerca de los nervios de la *espina dorsal* (columna vertebral) en esa zona. Los medicamentos epidurales por lo general quitan el dolor totalmente. Puede que ni siquiera notes que estás teniendo contracciones. O tal vez sientas que estás teniendo contracciones moderadas, similares a las que sientes cuando empieza el trabajo de parto.

¿Cómo se aplica un medicamento epidural?

El medicamento se aplica a través de un tubo que se coloca cerca de la columna vertebral, en la parte baja de la espalda.

1. Te acuestas de lado con el cuerpo enrollado o te sientas inclinada hacia adelante.
2. El médico (un *anestesiólogo*) lava la parte inferior de tu espalda y te adormece la piel con una inyección de *anestesia local*.
3. Te insertan una aguja cerca de la columna vertebral en el espacio epidural. Luego se inserta un tubo delgado de plástico a través de la aguja. La aguja se quita, pero el tubo permanece en su sitio, asegurado con cinta a tu espalda.
4. El tubo se conecta a una máquina que envía gota a gota y lentamente el medicamento al espacio epidural.
5. En cuestión de minutos, empiezas a notar los efectos (hormigueo, adormecimiento). A los 15-20 minutos, el dolor probablemente habrá desaparecido.

¿Cómo te ayuda la anestesia epidural?

- La anestesia epidural te alivia bastante el dolor al adormecer el vientre y la espalda. Muy poco del medicamento le llega al bebé.
- Te permite dormir si estás cansada.
- La anestesia epidural a veces se usa en los partos por cesárea en lugar de la anestesia espinal (la *anestesia espinal* utiliza medicamentos similares, pero se aplica como una inyección en el líquido raquídeo cerca de la médula espinal).

¿Cuáles son los efectos colaterales de la anestesia epidural?

- Puede enlentecer el progreso del trabajo de parto si se aplica antes de tiempo.
- El efecto de adormecimiento que produce puede causar una baja en la presión arterial.
- Tu temperatura corporal puede cambiar, produciéndote fiebre, especialmente si has tenido anestesia por más de 6 horas.
- Generalmente no puedes caminar si te han aplicado anestesia epidural.
- Puedes tener problemas para cambiar de posición. Y probablemente será más difícil pujar para que tu bebe salga.

Debido a que las epidurales tienen varios efectos colaterales, son necesarios algunos procedimientos médicos para mantenerte y mantener a tu bebé a salvo. Esto es lo que debes esperar cuando te apliquen anestesia epidural:

- Antes de la anestesia, te aplican líquido intravenoso para reducir la posibilidad de una baja de presión arterial. Esto también permite la fácil aplicación de otros medicamentos, si son necesarios.
- Te revisan con frecuencia la presión arterial y el pulso. Si se te baja la tensión, te aplican una medicina en el líquido intravenoso para subirla. También es posible que te pongan una máscara de oxígeno.
- Te ponen un monitor electrónico en el vientre hasta que el bebé nazca. El aparato sirve para revisar tus contracciones y el ritmo cardíaco del bebé. Si las contracciones se hacen más lentas, la enfermera te puede dar un medicamento (*Pitocín*) para acelerarlas. Si quienes te atienden están preocupados por el ritmo cardíaco del bebé, pueden practicar otros procedimientos.

- Te colocan un clip en el dedo para revisar los niveles de oxígeno en la sangre. Si están bajos, te pondrán una máscara de oxígeno.
- Generalmente te ponen un *catéter* (tubo pequeño) en la vejiga para ayudar a drenar la orina.

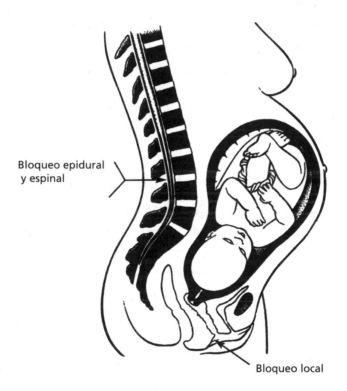

Bloqueo epidural
y espinal

Bloqueo local

Anestesia local

La anestesia local se usa para adormecer el área alrededor de la vagina. Casi nada del medicamento le llega al bebé.

¿Cómo se aplica la anestesia local?

Se aplica una inyección en el área que rodea la vagina cuando llega el momento de empujar al bebé hacia el canal del parto.

¿Cómo te ayuda la anestesia local?

- La anestesia local alivia bastante el dolor en el momento de dar a luz.
- Se puede aplicar antes del parto en caso de practicar una episiotomía, o después del mismo para coger los puntos de sutura (ver la pág. 160 para más información sobre episiotomías).

¿Cuáles son los efectos colaterales de la anestesia local?

- Puede aumentar la inflamación en el área vaginal.
- Esta inflamación puede aumentar el riesgo de que el orificio vaginal se rasgue.

La historia de Cami

La enfermera me aplicó Pitocín para acelerar las contracciones, pero mi trabajo de parto fue realmente muy difícil. Las contracciones eran largas y muy dolorosas; además, eran muy seguidas. Cuando llegué a los 6 centímetros de dilatación, estaba extenuada. Entonces me aplicaron anestesia epidural. Me sentí mejor de inmediato. Ya no sentía dolor, así que estar atada a la cama con líquido intravenoso no era tan malo. Pujar seguía siendo difícil, pero me sentía bien de saber que estaba haciendo algo. Mi amiga Jenny no quiso que le aplicaran una epidural para su trabajo de parto, pero yo sí me alegré de que me la hubieran puesto.

Formas de reducir la cantidad de medicina contra el dolor empleada durante el trabajo de parto

Si no quieres usar mucha medicina contra el dolor durante el trabajo de parto, he aquí algunas cosas que puedes hacer:

- Asiste a un curso psicoprofiláctico y lee este libro para aprender maneras de reducir el dolor sin tomar medicamentos. Practica las estrategias de manejo del trabajo de parto para que puedas usarlas con facilidad. Conoce también las opciones de medicamentos que hay y cómo esas drogas te afectan a ti y al bebé.
- Ten un acompañante o una asistente de parto (o ambos) que te ayude a poner en práctica las estrategias de manejo del trabajo de parto.
- Antes de que comience tu trabajo de parto, escoge el tipo de alivio para el dolor que vas a querer, si éste fuera necesario. Habla con tu médico o enfermera acerca de tus planes. Escribe tus deseos en tu plan de nacimiento.
- Asegúrate de que tú y tu acompañante de parto sepan cómo identificar si estás manejando bien el trabajo de parto. ¿Puedes mantener un ritmo con la respiración o con el movimiento durante toda una contracción? ¿Te puedes relajar entre una contracción y otra? Si puedes hacerlo, entonces estás manejando bien la situación.
- Si sientes que no estás manejando bien el trabajo de parto, intenta otro patrón de respiración. Pídele a tu acompañante que te ayude a mantener el ritmo. Luego observa cómo te comportas durante las siguientes tres contracciones. Si todavía tienes dificultad, contempla la posibilidad de que te suministren una medicina contra el dolor.
- Cuando pienses en pedir un medicamento contra el dolor, pregunta lo siguiente: ¿Qué tan dilatada estoy? ¿Será que el trabajo de parto

va a demorar mucho más? Las respuestas que te den pueden ayudar a tomar la decisión.

- Si decides tomar una medicina, pide que te apliquen inicialmente una dosis baja. Pide más sólo si lo necesitas.
- Usa las estrategias de manejo del trabajo de parto durante tanto tiempo como puedas.
- Cuando vayas al hospital, solicita una enfermera a quien le guste atender a mujeres que desean tener un parto natural.

Pautas útiles para manejar el dolor del trabajo de parto

Deberías conocer todos los métodos existentes para aliviar el dolor durante el embarazo. Esto es particularmente importante si estás planeando no usar medicinas contra el dolor durante el trabajo de parto. Sin embargo, no tienes que decidir si vas a usar medicamentos sino hasta cuando estés en trabajo de parto. Trata de tomar la decisión viendo qué tanto dolor sientes y no impulsada por el miedo al dolor.

Probablemente empezarás usando técnicas de relajación y patrones de respiración para soportar el dolor al inicio del trabajo de parto. A medida que éste avanza, agregarás mecanismos de bienestar para ayudarte. Luego intentarás otros patrones de respiración y estrategias de manejo durante el trabajo de parto activo. Si estás manejando bien las contracciones, no necesitarás medicina contra el dolor. Puedes continuar utilizando las estrategias de auto-ayuda.

Si sientes que el dolor es muy intenso, pide un medicamento. Pregunta qué puedes usar en esa etapa de tu trabajo de parto y cuáles son los posibles efectos colaterales. Toma después la decisión sobre la medicina que quieres para aliviar el dolor.

7

Trabajos de parto difíciles y parto por cesárea

No se puede saber con anterioridad cómo será el trabajo de parto. Si el proceso es más lento de lo esperado, te puedes sentir muy cansada y desmotivada. Si es más rápido de lo normal, las contracciones pueden ser difíciles de manejar. El dolor de espalda durante el trabajo de parto también constituye un reto (para más información sobre manejo del dolor de espalda, ver páginas 134-136). Es muy útil saber lo que puedes hacer para mantener el trabajo de parto y el parto en la mayor normalidad posible. Este capítulo describe diferentes tipos de trabajo de parto y partos, incluyendo el de cesárea. También te indica algunas maneras de hacer más fáciles estos momentos.

Inducción del trabajo de parto cuando éste no se da espontáneamente

Algunas veces el trabajo de parto se demora en empezar. Es posible que te pases de la fecha programada. Tal vez tengas una etapa previa al trabajo de parto muy larga, con días de contracciones antes de que el cuello empiece a dilatar. Ocasionalmente, los médicos o las parteras sugieren que se empiece el trabajo de parto antes de que éste se dé naturalmente. *Inducción del trabajo de parto* o simplemente *inducción* son los términos que se usan para describir el comienzo de un trabajo de parto usando métodos médicos en lugar de permitir que éste se dé por sí solo. Si te sugieren una inducción, asegúrate de saber el motivo antes de aceptar.

Debe haber una razón médica para inducir un trabajo de parto, como proteger tu salud o mantener el bebé a salvo. No es una buena idea adelantar el trabajo de parto simplemente porque resulta más conveniente. Por ejemplo, no debes inducir tu trabajo de parto porque estás cansada de estar embarazada. En ese caso, la inducción puede hacer más daño que bien.

La historia de Jenny

Pensé que mi trabajo de parto nunca iba a empezar. Las contracciones comenzaron un lunes. Fuimos al hospital, pero me devolvieron para la casa. La enfermera dijo que mis contracciones no eran suficientemente fuertes y que estaban muy espaciadas. Fuimos una vez más y me dieron una pastilla para dormir. Yo no sabía qué andaba mal porque tenía un dolor muy fuerte. Dijeron que era "falsa alarma". Pero no había nada de falso en esas contracciones. Decidí entonces quedarme en casa de mamá. Salíamos a caminar y veíamos televisión. La pastilla sí me ayudó a dormir un poco. Una de mis amigas vino a visitarme y me contó cosas mucho peores que lo que yo estaba viviendo. El miércoles volví al hospital. Finalmente estaba en trabajo de parto y tuve que quedarme.

Lo que puedes hacer cuando el trabajo de parto se demora en empezar

Si estás pasada de tu fecha programada, tal vez quieras probar los siguientes métodos para inducir tu trabajo de parto. Puede que no funcionen tan rápido como los métodos médicos, pero algunas mujeres los intentan primero. Debido a que algunos de estos métodos tienen efectos colaterales, habla con tu médico antes de probarlos.

Caminar a paso ligero puede servir para iniciar un "trabajo de parto verdadero" cuando estás sintiendo las contracciones previas. Sin embargo, caminar sirve más para mantener activo el trabajo de parto que para iniciarlo.

El **aceite de ricino** es un laxante fuerte que las mujeres solían usar para inducir el trabajo de parto. Debido a que puede producir cólicos fuertes y diarrea, no muchas mujeres lo utilizan hoy. Si estás interesada en esta opción, pregúntale a tu médico o partera cómo tomarlo.

El **sexo** produce contracciones en el útero, especialmente cuando tienes un orgasmo. Cuando estás próxima a la fecha programada, tener sexo puede iniciar las contracciones del trabajo de parto. Además, el semen contiene una sustancia llamada *prostaglandina*, que es la misma que tu cuerpo produce para suavizar el cuello uterino. Cuando el semen llega a tu vagina durante la relación, la prostaglandina puede ayudar a inducir el trabajo de parto. Si decides tener sexo, trata de que sea lo más placentero posible. Piensa que es una manera amorosa de estar con tu compañero. Pero *no tengas sexo si tu fuente o bolsa de aguas ya se rompió*.

Rozar los pezones con suavidad te hace producir más *oxitocina* (hormona que hace que tu útero se contraiga). Este método, llamado *estimulación de los pezones,* puede ayudar a iniciar el trabajo de parto. Recuerda comentarle a tu médico si planeas usar este método porque a veces produce contracciones demasiado largas o demasiado seguidas. Por lo tanto, *deja de rozar tus pezones tan pronto como empiece el trabajo de parto.* Eso significa: no sigas si las contracciones se vuelven dolorosas, duran más de 1 minuto, o vienen cada 5 minutos o menos.

Toca o roza suavemente uno de tus pezones con las yemas de los dedos o con un paño suave, o puedes colocarlo entre los dedos. En pocos minutos puedes sentir contracciones uterinas. Si no sucede, intenta rozar ambos pezones. Debido a que las contracciones pueden parar cuando dejas de rozar, intenta hacerlo de manera intermitente durante varias horas. El contacto y el roce de los pezones debe ser suave y ligero. No lo hagas tan fuerte que se puedan lastimar.

La historia de Jenny

Antes de entrar en trabajo de parto, tenía miedo de todas las cosas que podían salir mal. A mi amiga Cami la indujeron y le tomó casi 2 días tener su bebé. Me dijo que le habían aplicado cuanta cosa médica existe y ella ni siquiera supo por qué. Tenía miedo de preguntar. Eso no me iba a pasar a mí. Yo iba a saber qué estaba pasando. Yo me iba a asegurar de que me dijeran por qué me querían inducir o hacer una cesárea. Cami se arrepentía de no haber hecho más preguntas.

Métodos médicos para inducir el trabajo de parto

Hay varios métodos médicos que los doctores y parteras utilizan para inducir el trabajo de parto. He aquí los más comunes:

Aplicar *prostaglandina* en la vagina para ayudar a madurar (suavizar) el cuello uterino. La droga es igual a la prostaglandina que produce tu cuerpo. Viene en diferentes presentaciones: gel, tampón, cápsula o píl-

dora. Este medicamento con frecuencia
se aplica antes que el Pitocín para hacer
que el cuello esté preparado para abrirse
con las contracciones. Una enfermera
te observa cuidadosamente al menos
durante dos horas después de que te
aplican la droga.

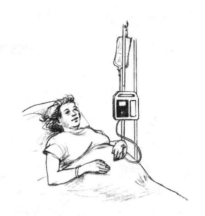

El *Pitocín* (una droga similar a la
oxitocina que produce tu cuerpo) se
suministra para hacer que el útero se
contraiga. El Pitocín se aplica a través de líquido intravenoso en el hospital. La enfermera generalmente comienza con una dosis baja y luego
la aumenta gradualmente. La meta es tener contracciones similares a las
del trabajo de parto activo.

Inducir el trabajo de parto con Pitocín es posiblemente más estresante
que dejar que comience normalmente. Pueden pasar varias horas antes
de que empiecen las contracciones. Pero cuando comiencen, probablemente serán muy seguidas y dolorosas. Estas contracciones pueden ser
difíciles de manejar y emocionalmente agotadoras.

Ruptura artificial de las membranas
significa romper la fuente o bolsa de
aguas con unas *pinzas* plásticas. Este
método se puede usar para inducir el
trabajo de parto, pero se utiliza con
más frecuencia para acelerarlo una
vez ha empezado.

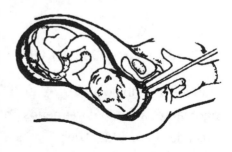

La historia de Cami

Mi presión arterial subió y el médico quería inducir el trabajo de parto. Yo estaba de acuerdo. Sin embargo, el proceso se demoró un largo rato. Primero, me aplicaron gel porque mi útero no estaba listo para abrirse. Luego me aplicaron Pitocin vía intravenosa. Más tarde me rompieron la bolsa de aguas. Eso no me dolió, pero sentí como si me hubiera orinado en la cama. Me sentí incómoda de tener que secar la cama, aunque la enfermera no le dio mucha importancia.

Luego esperé. Jeff y yo jugamos cartas y vimos televisión. Cuando le dije a Jeff que apagara el televisor, me dijo: "¿No podemos esperar a que se acabe el programa?". Yo le grité: "¡Apágalo YA!". No quería ningún ruido. Era todo lo que podía hacer para lidiar con los fuertes dolores. Las contracciones venían una tras otra y era difícil manejarlas. Tuve suerte de que mi presión arterial estuviera bien durante todo ese tiempo.

Trabajo de parto corto y rápido

Aunque un trabajo de parto corto puede parecer bueno, con frecuencia es agobiante. Cuando dura menos de 3 horas, la etapa inicial generalmente pasa desapercibida. Luego ya estás en la fase activa y no te sientes preparada para las contracciones dolorosas. Tu acompañante de parto puede sorprenderse de tu reacción a lo que se supone es el inicio del trabajo de parto. Haz tu mejor esfuerzo para decirle a tu acompañante y a la enfermera cómo te pueden ayudar.

Lo que puedes hacer si estás en la etapa difícil del trabajo de parto

- No te rindas. Confía en tu capacidad para salir adelante.
- Ve rápidamente al hospital o centro materno.
- Trata de no ponerte tensa con las contracciones dolorosas. Por el contrario, intenta relajarte tanto como puedas.
- Procura respirar despacio para ayudar a relajarte durante las contracciones. Si eso no funciona, intenta la respiración ligera.
- Vas a necesitar ayuda de tu acompanante, enfermera o asistente de parto para manejar las contracciones dolorosas. En un trabajo de parto rápido, las contracciones son intensas y muy efectivas.
- Pide que te hagan un examen vaginal antes de tomar una decisión con respecto a tomar medicinas contra el dolor. Si estás muy próxima a tener tu bebé, tal vez decidas no tomar ningún medicamento.
- Es posible que te den ganas de pujar antes de que el médico esté listo. Si esto sucede, acuéstate de lado, en vez de sobre la espalda, y jadea. O sólo puja suavemente.
- Después del parto, probablemente te sentirás aliviada pero sorprendida de que el trabajo de parto haya pasado tan rápido. Si no puedes recordar mucho de tu parto, habla con tu acompañante o con las personas encargadas del cuidado de tu salud. Ellos pueden compartir contigo sus recuerdos.

¿Y si tu bebé nace antes de que llegues al hospital?

En ocasiones, el trabajo de parto es tan rápido que no alcanzas a llegar a tiempo al hospital. A veces la partera llega tarde para un parto en casa. Cuando esto sucede, los bebés nacen sin atención médica. Afortunadamente, estas situaciones no son muy frecuentes.

Si tu bebé está listo para nacer o ya está saliendo, es preferible quedarse en casa que tratar de llegar al hospital. Si el bebé empieza a salir cuando vas en el auto, haz que éste se detenga a un lado de la vía. Luego, después de que el bebé haya nacido, continúa el trayecto hasta el hospital.

¿Cómo sabrás que el bebé viene en camino?

- Vas a sentir que tu cuerpo puja (aguanta la respiración y se pone tenso) y tú no podrás evitarlo.
- Podrás ver o palpar la cabeza del bebé en el orificio vaginal.
- Sentirás que el bebé sale.

Por lo general, los bebés que nacen rápidamente son saludables. Sin embargo, la siguiente lista de revisión te permitirá obtener el mejor resultado durante semejante emergencia. Tal vez quieras tenerla a mano en caso de que la necesites en casa o camino al hospital.

Lista de revisión rápida para parto sin ayuda médica

Sigue estos pasos si estás sola (o trata de seguir tantos como puedas). Si tienes un acompañante o alguien que te ayude, entonces esa persona te puede colaborar en lo que se necesite.

1. Busca ayuda, si es posible. Llama a tu acompañante, al hospital y/o al número de emergencias.
2. Consigue sábanas limpias, toallas o tela adicional.
3. Lávate las manos, si puedes.
4. Ponte una sábana, toalla o paño en tu parte inferior desnuda.
5. Acuéstate de lado o siéntate recostada en la espalda. Asegúrate de

que haya suficiente espacio para que el bebé caiga cuando se deslice por el canal vaginal.

6. Jadea durante cada contracción hasta que el bebé nazca. Trata de no contener la respiración aunque sientas deseos de pujar.

7. Después de que el bebé salga:
   - Limpia el moco que cubre su nariz y boca
   - Sécale la cabeza y el cuerpo.
   - Ponlo sobre tu pecho o vientre desnudo.
   - Mantenlo abrigado con una cobija, toalla o paño.

8. No cortes el cordón. Deja que el bebé acaricie con su nariz o succione tu pecho. Dale leche materna, si puedes.

9. Después de que salga la placenta, colócala cerca del bebé (todavía unido por el cordón) en un recipiente, periódico o pedazo de tela.

10. Ponte una toalla de tela o una toalla higiénica entre las piernas para absorber el flujo de sangre.

11. Consigue ayuda médica tan pronto como sea posible para que te revisen a ti y al bebé.
    - Si estás en casa, espera hasta que salga la placenta antes de que alguien los lleve a ti y al bebé al hospital. Llama al hospital para que sepan que vas en camino.
    - Si has esperado más de 30 minutos y la placenta no sale, llama al hospital y pregúntale a las enfermeras qué debes hacer. Luego ve al hospital.
    - Si habías planeado un parto en casa, llama a la partera para que venga a revisar el estado de tu salud y la del bebé.

Trabajo de parto largo y lento

Los trabajos de parto largos e interminables son más comunes que los rápidos, especialmente si se trata de madres primerizas. El trabajo puede ser muy lento sólo al inicio, o sólo durante la etapa activa, o en ambos

momentos. Si tienes un trabajo de parto largo, te puedes sentir desmotivada y muy cansada.

Inicio largo de trabajo de parto

Tener una fase inicial larga no significa que el resto del trabajo de parto
será extra largo. En la mayoría de los casos, el proceso avanza normalmente una vez que llegas a la etapa activa. Además, una etapa previa o
un inicio prolongados (1-3 centímetros de dilatación) generalmente no
son causados por un problema médico.

Lo que puedes hacer cuando la etapa inicial del trabajo de parto es larga

Es más fácil sobrellevar un trabajo de parto largo y lento si sabes lo que
está pasando. También ayuda saber que tienes algunas opciones:

- Si te hacen un examen vaginal durante tu visita al médico, pregunta. Averigua si tu cuello uterino está blando. Pregunta cuánto se ha
  adelgazado. Pregunta qué tanto has dilatado. Recuerda que el cuello
  debe estar blando y delgado antes de que empiece a abrirse.
- Mide el tiempo de algunas de tus contracciones cuando estés en casa
  (ver páginas 82-84). Mide 4 ó 5 contracciones, una tras otra. Luego
  espera un par de horas (o hasta cuando el patrón de tu trabajo de
  parto cambie) antes de medir el tiempo de otras más.
- Trata de no desmotivarte o deprimirte. Cuídate. Come
  y bebe algo, pero mantente alejada de la comida
  grasosa.
- Haz lo que te parezca bien. Piensa en algo que te ayude
  a olvidar las contracciones. Intenta dar un paseo, ver
  una película, ir de compras o cocinar.
- También trata de descansar. Es probable que no puedas
  dormir (si pudieras, ¡no habría ningún problema!). Si

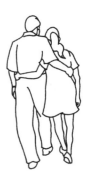

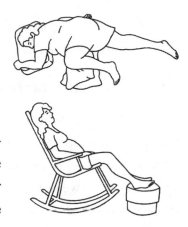

estás muy cansada, un baño de agua
tibia podría hacer más lentas las contracciones y te permitiría descansar
mejor.

- Una vez que hayas descansado, trata
de estar activa de nuevo. Prueba métodos que ayuden a acelerar el trabajo de
parto, como caminar, tener sexo o rozar
tus pezones. Pero intenta no cansarte
demasiado. Después de una hora de
actividad, siéntate y descansa.

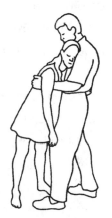

- Si estás preocupada durante el inicio de trabajo
de parto, trata de estar acompañada de personas
que te den apoyo (miembros de la familia, amigos, una asistente de parto o una enfermera). El
estrés emocional (rabia, preocupación, tensión)
a veces hace más lento el proceso. Procura usar
las técnicas de relajación y respiración lenta para
que te sientas más calmada y el dolor ceda.

Asistencia médica durante un inicio largo de trabajo de parto

Si las contracciones te producen cansancio o si te demoras más de 24
horas en dilatar 3 centímetros, tu médico puede sugerir uno de estos
métodos médicos (o los dos) para ayudarte:

1. Medicamentos para detener las contracciones y darte tiempo de
   descansar, tales como:
   - Una pastilla para dormir
   - Una pastilla o inyección sedante, como morfina
2. Maneras de hacer más efectivas las contracciones, tales como:
   - Romper tu bolsa de aguas

- Madurar tu cuello con prostaglandina
- Inducir el trabajo de parto con Pitocín

Trabajo de parto activo largo

Por lo general, el trabajo de parto activo avanza rápido. Después de que alcanzas 4 centímetros de dilatación, el cuello normalmente se dilata 1 centímetro por hora. Es más probable que surjan problemas si el trabajo de parto se vuelve lento o se detiene cuando estás en la fase activa. Si transcurren varias horas sin que haya un cambio en la dilatación, el médico o la partera te observarán a ti y al bebé con más atención mientras intentan diferentes métodos para acelerar el trabajo de parto. Eso ayudará a que ambos estén a salvo.

Lo que puedes hacer cuando la etapa activa del trabajo de parto es larga

La solución dependerá del problema. He aquí algunas posibles causas y la manera de estimular el progreso del trabajo de parto activo:

- Si tienes la vejiga llena, ve al baño. Trata de orinar cada hora para abrirle espacio al bebé para que pase por la pelvis.

- Si has estado acostada durante 30 minutos o más, trata de caminar, balancearte o sentarte.

- Si necesitas estar en cama, cambia de posición más o menos cada 30 minutos. Trata de acostarte de un lado y luego del otro, de sentarte en la cama, o de agacharte apoyada en manos y rodillas.

- Si las contracciones son espaciadas o débiles, intenta caminar o practicar el método del roce de los pezones.
- Si estás ansiosa, habla de tus temores. El miedo aumenta el dolor y puede hacer más lento el trabajo de parto.
- Si estás tensa, intenta usar mecanismos de bienestar, como un baño, un masaje o una ducha.
- Si el dolor es demasiado para ti y no lo puedes manejar con lo que estás haciendo, intenta otras técnicas de respiración y relajación.
- Si estás desmotivada, necesitas que tu acompañante de parto y enfermera te den motivación y apoyo.

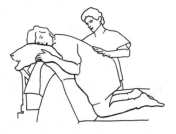 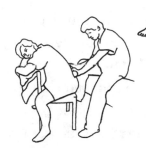

Asistencia médica cuando el trabajo de parto activo es muy lento

La atención médica se centra en mantener a tu bebé a salvo cuando el trabajo de parto es lento. Durante una fase activa larga, tu médico también prestará mucha atención al progreso de tu trabajo de parto.

- Probablemente te harán exámenes vaginales para revisar la dilatación cervical y el desplazamiento del bebé hacia el canal vaginal.
- También observarán con atención la salud del bebé. Tu médico revisará con frecuencia el ritmo cardíaco del bebé, probablemente con un monitor fetal electrónico en lugar de un Doppler.

- Si hay algún problema con el ritmo cardíaco del bebé, puede ser que él esté haciendo presión sobre el cordón umbilical y necesite más oxígeno. Tu médico intentará hacer algo para resolver el problema, por ejemplo:
  - Hacer que te dobles hacia adelante o que te pongas de rodillas y manos.
  - Ayudar a poner agua de nuevo en tu útero para reemplazar la que salió cuando se rompió la fuente.
  - Ponerte una máscara de oxígeno para suministrarles a ti y al bebé más oxígeno.
- Seguramente te pondrán líquido intravenoso para estar seguros de que no pierdas demasiada agua del cuerpo en el sudor, la orina o el vómito. Necesitas mucha agua y a veces es difícil beber suficiente cuando estás en trabajo de parto.
- Es posible que te den (y quieras) una medicina para relajarte y aliviar el dolor si el trabajo de parto es muy largo.
- Tu médico puede romper la bolsa de aguas o fuente, para ayudarte a acelerar el trabajo de parto.
- También te pueden aplicar Pitocín para que las contracciones sean más fuertes y seguidas. Si planeas tener un parto en casa, tendrás que ir al hospital si necesitas Pitocín.
- Si el trabajo de parto no avanza, aun con Pitocín, puede ser necesario que te hagan una cesárea.

Segunda etapa larga

Cuando la segunda etapa del trabajo de parto es larga, puedes necesitar ayuda médica para expulsar el bebé. En ocasiones, el médico practica una episiotomía para agrandar el orificio vaginal y así acortar el tiempo de pujar. Una

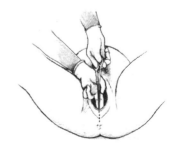

episiotomía es un corte que se hace con tijeras desde la vagina hacia el recto. Después del parto, la incisión se cierra con puntos.

También se pueden usar otros procedimientos médicos. Por ejemplo, utilizar un *extractor de vacío* (chupa plástica) o unos *fórceps* (pinzas metálicas) para ayudar a sacar la cabeza del bebé. Durante una contracción, mientras pujas, el médico hala con la chupa o con los fórceps para ayudar al bebé a bajar. Estos métodos por lo general son seguros para el bebé, pero pueden causarle moretones o puntos dolorosos en la cabeza.

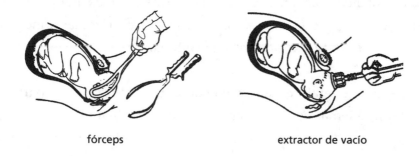

fórceps   extractor de vacío

Es aconsejable conocer estos procedimientos antes del parto. Planea hablar con tu médico acerca de ellos. Si te preocupa, o si prefieres alguno de estos procedimientos, escríbelo en tu plan de nacimiento. Así estarás preparada en caso de que te los sugieran durante el parto.

Parto por cesárea

Un *parto por cesárea* es el nacimiento quirúrgico de tu bebé mediante una incisión en la parte baja del vientre y el útero. También recibe el nombre de *corte de cesárea* o *corte C*. Debido a que se trata de una cirugía importante, generalmente se practica sólo si hay una razón médica para hacerlo. Si no hay una justificación médica, el parto vaginal es en general más seguro para ti y para el bebé.

Si tu parto es por cesárea, tienes menos opciones, pero las tienes. A medida que leas esta sección, piensa en lo que escogerías si fuera necesaria una cesárea. Luego escribe lo que prefieres en tu plan de nacimiento. Eso te puede ayudar a sentirte mejor y en mayor control de la situación si este tipo de parto llega a ser necesario.

Razones para tener un parto por cesárea

En ocasiones, antes de que empiece el trabajo de parto, se sabe que es necesaria una cesárea. En otros casos, la cesárea se hace por problemas que surgen durante el mismo. A continuación encontrarás las principales razones por las cuales se practica una cesárea.

Razones que generalmente se conocen antes del trabajo de parto

1. Hay problemas con la placenta (ver páginas 35-36).
   * Si la placenta está cubriendo el cuello uterino *(placenta previa),* va a salir antes que el bebé. Por lo tanto, no es posible un parto vaginal seguro.
   * Si la placenta se ha separado del útero *(desprendimiento de la placenta),* el bebé está recibiendo menos oxígeno. Puede ser necesaria una cesárea.
2. La madre tiene problemas médicos que ponen en riesgo el parto vaginal.
   * Si tienes una enfermedad cardíaca, el estrés del trabajo de parto puede ser demasiado fuerte para ti.
   * Si tienes una infección o un herpes vaginal activo, el bebé puede contraer la infección al pasar por el canal vaginal.
   * Si eres portadora de VIH, hay menos posibilidad de que el bebé adquiera el virus si tienes una cesárea planeada.
3. El bebé tiene un defecto de nacimiento que podría empeorar con un parto vaginal.

Razones que ocurren durante el trabajo de parto

1. El trabajo de parto activo es muy lento y no está avanzando. Eso significa que el cuello no está abriendo bien o que el bebé no está bajando por la pelvis o el conducto vaginal. Puesto que el inicio del trabajo de parto (0-4 centímetros de dilatación) es generalmente lento, sólo es un problema cuando se enlentece después de 5 centímetros de dilatación.

2. El bebé está en una posición inadecuada para nacer por la vagina.

   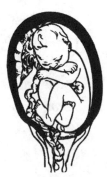

   • Si el bebé viniera de nalgas o de pies, puede haber problemas con un parto vaginal. Sólo 3 ó 4 de cada 100 bebés nacen de nalgas.

   • Si el bebé está acostado de lado o si su cara (en vez de la parte superior de su cabeza) viene primero, un parto vaginal es riesgoso. Estas posiciones son raras.

   • A veces la cabeza del bebé está hacia abajo, pero está mirando en otra dirección o está inclinada hacia un lado. Estas posiciones dificultan el descenso del bebé por el canal vaginal.

3. El bebé no está bajando a la pelvis. En general, eso no significa que la cabeza del bebé sea demasiado grande o que pese demasiado. Con frecuencia significa que su cabecita está inclinada o volteada de tal manera que no encaja en la pelvis.

4. El bebé tiene problemas para soportar el estrés del trabajo de parto (llamado *tensión fetal*). Algunos cambios en el ritmo cardíaco del bebé durante el esfuerzo muestran que él puede no estar recibiendo suficiente oxígeno.

5. El cordón umbilical viene por el cuello uterino antes que el bebé (*cordón prolapsado*). Cuando

el cordón viene primero, las contracciones del trabajo de parto presionan al bebé contra el cordón. Esto significa que el bebé recibe menos oxígeno durante la contracción. Un prolapso de cordón rara vez ocurre cuando la cabeza del bebé está hacia abajo, contra el cuello.

6. La madre tuvo un parto por cesárea anteriormente. A veces el médico sugiere *repetir el parto por cesárea*. Sin embargo, muchas mujeres no lo desean si no es necesario. Cuidar al nuevo bebé y a otro hijo es más difícil después de la cirugía. Un parto vaginal seguro sí es posible después de haber tenido una cesárea. Se llama *parto vaginal*

La historia de Cami

La cesárea fue una verdadera sorpresa. Es decir, aunque mi trabajo de parto tardó mucho en empezar, todo avanzó normalmente cuando llegué a la parte difícil. Luego, cuando llegó el momento de pujar, estaba contenta. Pensaba que pronto iba a ver a mi pequeño Tommy. Pues bien, pujé y pujé durante no sé cuánto tiempo. La enfermera me revisaba constantemente mientras yo pujaba, metiendo sus dedos en mi vagina para sentir la cabeza del bebé. Después de un rato, el médico hizo lo mismo. Dijo que el bebé estaba atorado y que no estaba bajando. Fue muy amable al decir: "Te has esforzado mucho y has hecho un buen trabajo. Pero tenemos que hacer algo más. Por la seguridad de tu bebé, tenemos que hacer una cesárea". ¡Yo no lo podía creer! ¿Cómo podía estar tan cerca y no poder sacar a mi bebé? Me puse a llorar. Pero sabía que tenían razón. Entonces dije: "Está bien. Al menos el parto acabará pronto".

después de cesárea (PVDC). No obstante, posiblemente se practicará otra cesárea si el problema que causó la primera aún existe.

Efectos colaterales de un parto por cesárea

Un parto por cesárea es la opción más segura cuando surgen algunos problemas. Ciertas mujeres piensan que este tipo de parto es más rápido y fácil aun si no hay problemas. Pero una cesárea no es tan fácil para la madre ni para el bebé como uno se imagina. Cuando la madre y el bebé están saludables, el parto vaginal es la mejor opción. Para conocer mejor los beneficios y los riesgos de un parto por cesárea, habla con tu médico.

Estos son algunos posibles riesgos de la cesárea:

- Problemas relacionados con la anestesia que se usa en la cirugía
- Dolor durante varias semanas después del parto
- Mayor riesgo de infección y pérdida de sangre que en un parto vaginal
- Más dificultad para cuidar al bebé
- Más problemas con un embarazo futuro (incluyendo problemas para quedar embarazada de nuevo y para tener una placenta sana)
- Mayor riesgo de necesitar una cesárea en el próximo parto

¿Qué sucede durante una cesárea?

Antes del parto por cesárea, la enfermera te explicará lo que sucede durante la operación. Te pedirán que firmes un formato dando tu autorización para la cirugía. Asegúrate de entender las razones y los riesgos de la cesárea antes de firmar.

La enfermera te pondrá líquido intravenoso en el antebrazo o en la mano. Te rasurará el pubis más o menos 5 centímetros hacia arriba y 5 centímetros hacia abajo del lugar donde te harán la incisión. Te darán a beber un antiácido para reducir la acidez estomacal. Te colocarán sobre el vientre un monitor fetal para revisar al bebé.

Después te pasarán a la sala de cirugía. Una vez que estás en la sala de operaciones, el *anestesiólogo* (médico que aplica la anestesia) hablará contigo acerca de los medicamentos. Luego te pondrán anestesia. Generalmente se usa la espinal o epidural porque te permite estar despierta sin sentir dolor. La anestesia te duerme desde la parte inferior del pecho hasta los pies.

La anestesia epidural y la espinal con frecuencia producen náuseas, escalofrío o temblor, y una baja de la tensión arterial. Asegúrate de avisar a quienes te atienden si estás sintiendo dolor o si tienes dificultad para respirar. Ellos también quieren saber si estás incómoda, mareada, fría o asustada, y te ayudarán a sentir mejor.

La historia de Cami

Tenía miedo, pero la cesárea no fue tan terrible. Jeff estuvo conmigo. Me tomó de la mano, pero estaba nervioso y no hablaba mucho. Había mucha gente en la sala de cirugía: tres médicos y un grupo de enfermeras. Hacía frío y yo tenía escalofrío. El anestesiólogo habló conmigo y me dio algo para controlarlo. Podía sentir que los médicos presionaban y halaban, pero en realidad no me dolió.

No podía creer lo rápido que salió el bebé. Parecía que acababa de empezar la operación cuando ya lo escuché llorar. Entonces yo también lloré. Le di las gracias a todos los que estaban allí. Jeff también lloró.

La enfermera pondrá un pequeño tubo *(catéter)* en tu vejiga para mantenerla desocupada. Por lo general, la enfermera espera a que la anestesia haya surtido efecto para insertar el catéter, de manera que tú no lo sientas. El líquido intravenoso y el catéter son retirados dentro de las 24 horas siguientes a la cirugía.

Durante la cirugía, permaneces acostada sobre la espalda, un poco inclinada hacia un lado. La enfermera te baña el vientre con un antiséptico (jabón antibacterial). Luego te cubren el cuerpo con una sábana quirúrgica que tiene un orificio cerca del vientre. Además, cuelgan una sábana divisoria entre tu cabeza y tu barriguita. Esto mantiene limpia el área quirúrgica y evita que puedas ver la operación. Tu acompañante generalmente está de pie o se sienta a tu lado, en la cabecera. En esta posición, él o ella puede sostener tu mano, hablarte y ayudarte a usar la respiración lenta para que estés tranquila.

Te puede sorprender la cantidad de personas y equipo que se necesitan para un parto por cesárea. Además de ti y de tu acompañante de parto, hay muchas otras personas:

- Dos médicos que hacen la cirugía (una enfermera partera certificada puede reemplazar a unos de los doctores)
- Un anestesiólogo
- Una o dos enfermeras
- A veces, otro médico o enfermera para cuidar al bebé

Hay varias formas de revisar que estés bien durante la cirugía, estas son algunas:

- Un brazalete en tu brazo para medir la presión arterial
- Monitores en tu pecho para medir el ritmo cardíaco
- Un clip suave en tu dedo

Una cesárea dura entre 45 minutos y una hora. Sin embargo, el bebé generalmente nace 10-15 minutos después de que empieza la operación. Durante la cesárea, el médico te hace dos incisiones: una en la piel y otra en el útero. Los músculos abdominales no se cortan; se separan. Probablemente no sentirás ningún dolor durante la cirugía, pero puedes sentir alguna presión, tirón o jalón.

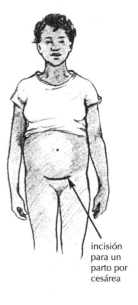

incisión para un parto por cesárea

El médico saca al bebé y succiona el moco o fluido que pueda haber en su nariz y boca. Corta y aprieta con una pinza el cordón umbilical y te muestra el bebé rápidamente. El bebé es colocado en una cuna tibia. La enfermera lo seca y se asegura de que esté bien; luego lo envuelve en una cobija tibia.

Si el bebé está saludable, tu acompañante lo puede alzar para acercarlo a ti o puede ponerlo sobre tu pecho. Si tienes los brazos atados, pide que te liberen uno. Puedes disfrutar viendo y tocando a tu bebé mientras el doctor termina la operación.

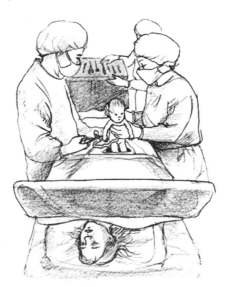

La historia de Cami

La cesárea no se había terminado cuando el bebé salió. Todavía faltaba que me cogieran los puntos. Me dio escalofrío de nuevo y me sentí rebotada del estómago. El médico me dijo que era normal con las cesáreas. Me pidió que inhalara profundo unas cuantas veces y que respirara por la boca. También me puso una cobija tibia sobre el pecho. Me dolía un hombro; de nada servía que Jeff me lo sobara. El doctor me explicó que el dolor se debía a que tenía aire en el vientre y que pronto se me pasaría.

Al menos pude ver a Tommy mientras me cosían. Le succionaron el moco que tenía en la nariz y boca, y lloró con mucha fuerza. Luego le pusieron un poco de oxígeno para que respirara. Cuando terminaron, Jeff pudo alzar al bebé. Me lo acercó y yo le dije: "Hola, Tommy" y lo besé. Mi hermoso bebé hizo que todo estuviera bien.

Después del parto, generalmente le agregan Pitocín al líquido intravenoso para hacer que el útero se contraiga y así evitar que haya un sangrado demasiado fuerte. Cuando el médico está retirando la placenta, es posible que sientas un poco de presión o un tirón. El doctor se demora aproximadamente 30 minutos en cerrar las incisiones de la piel y el útero. Te pondrá entonces una venda gruesa haciendo presión sobre la incisión.

Las primeras horas después de un parto por cesárea (Recuperación)

Durante las primeras horas después de una cesárea, estarás en una habitación del hospital o en una sala especial de recuperación. La enfermera

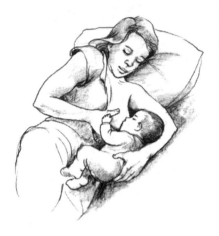

revisará tu presión arterial, la incisión y la cantidad de sangrado vaginal en tu toalla higiénica. Te observará con atención hasta que el efecto de la anestesia desaparezca (2-4 horas). A tu bebé también lo revisarán con frecuencia. En la medida en que él esté bien, se puede quedar contigo. Aunque te puedes sentir atontada, estarás en capacidad de alzarlo y admirarlo. También podrás amamantarlo en ese momento. Pide ayuda si la necesitas.

Alivio del dolor después de un parto por cesárea

Los primeros días después de una cesárea son los más difíciles. El dolor en la incisión probablemente será bastante molesto al principio, pero disminuirá gradualmente. Probablemente necesites medicina para el dolor durante varios días o incluso una semana. Te puedes preguntar si es seguro para el bebé que estés tomando una medicina fuerte contra el dolor mientras le das leche materna. Sólo una pequeña cantidad le llega al niño a través de tu leche. Entonces, aun así es mejor amamantarlo. Es aconsejable tomar la medicina contra el dolor para que te permita cuidarte y atender a tu bebé.

Hay dos maneras comunes de tratar el dolor durante el primer día después de la cirugía:

- Un método es aplicar un sedante en el catéter epidural o espinal mientras estás en la sala de operaciones. Esto proporciona buen alivio para el dolor durante unas 24 horas y no produce sueño ni borrachera. Sin embargo, los efectos colaterales pueden ser rasquiña y náusea. La enfermera te puede suministrar otro medicamento para disminuir estos síntomas, pero éste puede producir sueño.

- Otro método es el llamado *analgesia controlada por el paciente (ACP)*. Consiste en poner un sedante en el tubo por donde pasa el líquido intravenoso. Cada vez que necesitas alivio para el dolor, presionas un botón para recibir una pequeña dosis del sedante. La máquina del ACP se programa de manera que suministre sólo la dosis ordenada por el médico (y sólo tan seguido como sea seguro). Este método proporciona un alivio del dolor más rápido que si tuvieras que pedirle una inyección a la enfermera. No obstante, los sedantes aplicados a través de líquido intravenoso pueden producir sueno.

Después del primer día, la mayoría de las madres usan pastillas contra el dolor. Inicialmente, toman sedantes. Después, sólo toman un medicamento suave, como acetaminofén (Tylenol) o ibuprofeno. La dosis depende del dolor de la madre y de la necesidad que ella tenga de cuidarse y de atender a su bebé. Después de un parto por cesárea, las pastillas contra el dolor pueden facilitar que te muevas, alimentes y cuides al bebé. Cuando el dolor ceda, deja de tomarlas –aún si no las has consumido todas.

Recuperación de un parto por cesárea

En los primeros días después de una cesárea, vas a necesitar ayuda para casi todo. La incisión dolerá y será difícil moverte. Tal vez tu acompañante pueda quedarse contigo en la habitación del hospital para ayudarte a cuidar al bebé. Si no se puede quedar, la enfermera te ayudará mientras te recuperas de la cirugía.

He aquí algunas formas de estar más cómoda durante los primeros días de tu recuperación:

Para darte vuelta: Para que sea más fácil y menos doloroso dar la vuelta de espalda hacia un lado, intenta este método (llamado *puente*):

1. Dobla las rodillas, una pierna a la vez, para que los pies estén apoyados sobre la cama.

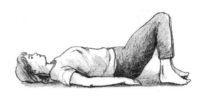

2. Levanta las caderas manteniendo los pies y los hombros apoyados sobre la cama.

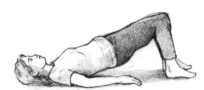

3. Mantén el cuerpo derecho desde los hombros hasta las rodillas. Luego gira las caderas hacia un lado mientras giras los hombros hacia el mismo lado.

4. Ahora estás acostada de lado.

Para estar de pie y caminar: Cuando te levantes de la cama por primera vez después de una cesárea, la enfermerá te ayudará. Probablemente te sentirás débil, mareada y un poco aturdida. Intenta lo siguiente para reducir la sensación de mareo:

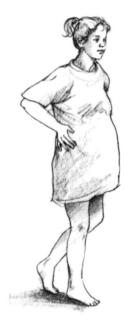

- Siéntate en el borde de la cama y mueve los pies en círculos (antes de pararte).
- Levántate despacio. Trata de pararte tan derecha como sea posible. No te harás daño en la incisión aunque ésta duela.
- Da un paseo corto después de que te acostumbres a estar de pie.
- Da un paseo un poco más largo cada vez que te levantes de la cama.

Para ir al baño: Tu primera levantada de la cama puede ser para ir al baño. A veces es difícil orinar después de haber tenido un catéter en la vejiga. Si tienes problema, intenta lo siguiente:

- Vierte agua tibia cerca de la vagina para ayudar a iniciar el flujo.
- Orina en la ducha o en la tina.
- Tose para ayudar a iniciar el flujo mientras estás sentada en el inodoro (si toser te produce dolor en la incisión, haz una leve presión sobre la incisión con la mano o con una toalla pequeña).

Para lidiar con el dolor de gases en el estómago: Una cesárea o una cirugía abdominal puede producir gases en el estómago y los intestinos. Después de la operación, el estómago duele a medida que los gases pasan por el intestino. Si tienes dolor, acostarte y levantarte de la cama facilita ese paso. Caminar o mecerte en una silla también ayuda. Evita consumir alimentos que produzcan gases.

En casa después de una cesárea

Estarás en el hospital de 2 a 4 días. Pero en ese tiempo no volverás a la normalidad. Te sentirás adolorida, débil y cansada. Toma tiempo recuperarse de un parto por cesárea. Si es posible, trata de conseguir a alguien que te ayude en casa durante las primeras semanas. Te sentirás mejor más pronto si alguien te ayuda con las comidas, el cuidado del bebé y el oficio de la casa.

Después de un parto por cesárea, puede que te sientas aliviada y agradecida. O tal vez te sientas triste, decepcionada o molesta en vez de estar feliz y dichosa como esperabas. Si tienes problemas para ajustarte emocionalmente a la cesárea, habla con tu acompañante de parto o tu médico. Posiblemente quieras que te digan de nuevo por qué era necesaria la cesárea. O a lo mejor sólo quieres hablar honesta y abiertamente acerca del parto y tus sentimientos. Hablar con otros te puede ayudar a superar tus sentimientos de rabia o tristeza.

Conclusión

El trabajo de parto y el parto suceden de maneras muy diferentes. Nadie sabe con anticipación si el nacimiento de un bebé será rápido o lento, o si habrá problemas o no. Generalmente no se sabe si el bebé estará bien o si tendrá algún problema de salud. Si se conocen las numerosas diferencias que hay en los trabajos de parto y los partos, será más fácil afrontar lo que suceda.

8

En casa con tu nuevo bebé: ya eres mamá

Tener un bebé marca el inicio de una nueva fase de tu vida: ser madre. Este capítulo describe lo que implica ser madre por primera vez en las primeras semanas y meses después del nacimiento. Estos primeros meses reciben el nombre de *período posparto*.

De regreso a casa

La mayoría de las nuevas madres salen del hospital uno o dos días después del parto. Si tienes un parto por cesárea, estarás hospitalizada de 2 a 4 días. Si tú o el bebé necesitan más atención médica, tal vez te quedarás más tiempo. Si tienes el bebé en un centro materno fuera del hospital, irás a casa 3-6 horas después del parto. En el caso de un parto en casa, la partera generalmente se irá 3 ó 4 horas después de que nazca el bebé.

Planea tener ropa amplia y cómoda para usar cuando regreses a casa. Probablemente no vas a caber en los pantalones que te ponías antes de quedar embarazada. Puedes usar tu ropa de embarazo o ropa elástica más grande. En el hospital le pondrán un pañal limpio al bebé antes de salir. Así que recuerda llevar ropa para el bebé (ver la lista para empacar en las páginas 74-75).

Si vas a regresar a casa en carro, necesitarás una silla para bebés. Ponla en el auto antes de que nazca el niño y asegúrate de saber cómo instalarla correctamente. A veces es difícil colocarla bien. Si no estás segura de cómo ponerla en el auto, pregúntale a tu médico o enfermera quién te puede ayudar. Algunos hospitales dictan clases de cómo comprar e instalar sillas para el auto (ver la página 260 para más información sobre seguridad en el auto). Si no tienes dinero para comprar una silla, pregúntale a tu médico o enfermera o al trabajador social cómo conseguir una económica o gratis.

Cómo cuidar de ti

Después de tener tu bebé, te verás y sentirás muy diferente a lo que eras antes de quedar embarazada. A las 6 semanas después del parto, probablemente te empezarás a sentir "normal" otra vez. Puede tomar un poco más de tiempo volver a tu talla y forma normal.

Qué cambios puedes esperar en tu cuerpo

Estos son algunos de los cambios físicos normales durante las primeras semanas después del parto.

Tu útero

Cuando no estás embarazada, tu útero tiene aproximadamente el tamaño de una pera. Justo después del parto, tiene más o menos el tamaño de una toronja grande (y se siente como tal). El útero conserva ese tamaño durante los días siguientes. Unas ligeras contracciones lo mantienen firme y apretado. Si te palpas el vientre cerca del ombligo, puedes sentir la parte superior del útero. Cuando se tensa, ayuda a detener el sangrado del área

donde solía estar la
placenta. Cuando se
relaja, se siente más
suave y puede que
haya más sangrado
(la lactancia mater-
na es muy útil para
mantener firme el

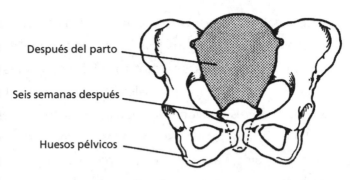

Después del parto

Seis semanas después

Huesos pélvicos

útero). Este órgano se reduce de tamaño gradualmente. Después de 5 ó
6 semanas, vuelve casi a su tamaño normal.

Después del parto, vas a tener mucho flujo vaginal (llamado *loquios*).
Tendrás que usar una toalla higiénica grande en vez de una pequeña. No
debes usar tampones durante las primeras semanas después del parto.
El flujo será como el de un período menstrual fuerte. Es normal que salgan coágulos blandos de sangre (como gelatina), especialmente en los
primeros días después del parto.

En ciertos momentos puedes notar más coágulos o sangre, pero eso
no significa que estés sangrando más. Lo que sucede es que la sangre que
ya estaba en el útero está saliendo. El flujo es más abundante:

- Cuando te levantas después de estar acostada
- Cuando tienes una evacuación intestinal
- Cuando amamantas al bebé

Después de 1 ó 2 semanas, el sangrado vaginal es menos abundante
y su color se vuelve más claro. Gradualmente cambia de rojo a rosado y
luego de café a amarillo. El flujo por lo general desaparece después de 6
semanas aproximadamente. Pero si aumenta o vuelve a ser rojo, llama
a tu médico.

Los *dolores posparto* son fuertes cólicos en el útero después del parto. Son más fuertes en los primeros días si estás lactando. Además, son más comunes si ya has tenido otro bebé. Los dolores posparto se sienten como fuertes cólicos menstruales. Para aliviar el dolor, trata de practicar la técnica de respiración lenta que aprendiste para el trabajo de parto (o cualquier otra cosa que uses para los cólicos durante tus períodos). Si es necesario, pídele al médico o a la partera unas pastillas contra el dolor. Los dolores generalmente desaparecen después de la primera semana.

Los períodos menstruales comienzan 4-8 semanas después del parto si no estás lactando. Si lo estás haciendo, puede que tu próximo período sólo llegue cuando empieces a darle a tu bebé otros alimentos. Algunas madres lactantes tienen su primer período unos pocos meses después de dar a luz, aunque esto no es común. A otras no les llega el período hasta que dejan de lactar.

Puedes quedar embarazada aún si no has tenido un período todavía. Si no quieres quedar en embarazo poco después del parto, usa un método anticonceptivo cuando tengas sexo (ver páginas 197-199 para más información sobre planificación familiar).

Tu canal vaginal (vagina y perineo)

La vagina vuelve lentamente, pero con seguridad, a la forma que tenía antes del parto. Es de esperar que sientas un poco de dolor si tienes puntos o si tu región vaginal está amoratada. Los puntos se *disuelven* (desaparecen) por sí solos en un par de semanas, así que no es necesario quitarlos. El dolor causado por los moretones o los puntos generalmente desaparece en 4-6 semanas o para el momento en que ya estás recuperada.

He aquí algunas sugerencias que ayudan a sanar y a aliviar el dolor de la región alrededor del canal vaginal:

- Ponte una bolsa de hielo en el perineo (la región vaginal). Después del parto, la enfermera lo hará por ti. En casa, pon hielo picado o un paño húmedo helado en una bolsa plástica de cierre hermético y envuélvela en toallas de papel. Colócala en tu perineo ajustándola con la toalla higiénica. Déjala allí 20 minutos y luego retírala. Trata de hacer esto 2 ó 3 veces al día durante los primeros días.

- Después de orinar, aséate vertiendo un chorro de agua tibia sobre el perineo mientras estás sentada en el sanitario. O usa una *pera* (botella de caucho con forma de pera que te dan en el hospital) para impulsar el chorro. Sécate de adelante hacia atrás. Limpiarte de adelante hacia atrás ayuda a prevenir infecciones producidas por los gérmenes que hay en la zona por donde evacuas los intestinos.

- Empieza a hacer los ejercicios de Kegel poco después del parto (ver página 46). No te desanimes si no puedes hacerlos tan bien como los hacías antes de dar a luz. La fuerza de los músculos del piso pélvico mejorará con el tiempo.

- Los paños de *hamamélide de Virginia* pueden proporcionar alivio para el dolor de los puntos y las hemorroides. Colócalos sobre tu toalla higiénica antes de ponértela. Estos paños se pueden conseguir en una farmacia. O compra un frasco de solución de hamamélide de Virginia y humedece unas cuantas toallas pequeñas. Luego las congelas. Coloca un nuevo paño húmedo casero en tu toalla higiénica grande cada vez que la cambies.

- Toma un *baño de asiento*. Siéntate en una tina limpia con agua caliente, de 10-20 minutos. Sólo necesitas agua suficiente como para cubrir tu zona vaginal, no es necesario llenar toda la tina. Luego sal, sécate y acuéstate durante 15 minutos. Estar acostada después del baño ayuda a reducir la inflamación de la región alrededor de la vagina. Toma un baño de asiento 2-4 veces al día hasta cuando tu zona vaginal se sienta mejor.

- Acuéstate y descansa con tanta frecuencia como puedas durante la primera o segunda semana después del parto. Cuando te sientas o estás de pie por mucho tiempo, aumenta la inflamación y el dolor alrededor de la vagina.

La historia de María

Estar sentada realmente me producía dolor porque tenía puntos y mi zona vaginal estaba adolorida. Lo que más me ayudó fue sentarme en la tina con un poco de agua caliente. También procuré estar acostada el mayor tiempo posible durante los primeros días. Las pastillas contra el dolor que me dieron en el hospital me sirvieron cuando empecé a estar levantada más tiempo.

Tus senos

Para las madres lactantes. Por 2 ó 3 días después del parto, tus senos producirán una leche especial llamada *calostro*. Este es el único alimento que tu bebé necesita en los primeros días después de nacido. Luego tu suministro de leche aumentará rápidamente. La mayoría de las madres dicen que la leche "llega" cuando los senos se ponen duros e inflamados. Cuando se produce más leche, por lo general los senos aumentan de tamaño. Deja que tu bebé se alimente con frecuencia, al menos cada 2-3 horas. Esto ayuda a disminuir la sensación de llenura en los senos y evita que te duelan excesivamente (ver el Capítulo 9 para más información sobre lactancia materna).

Para las madres no lactantes. Inicialmente, es probable que tus senos sufran los mismos cambios que los de una madre lactante. Tal vez habrá unos días en que los sientas pesados y adoloridos. Prueba estos métodos para que te sientas más cómoda y para que tus senos dejen de producir leche:

1. Envuélvete los senos con una venda elástica ancha, un brasier para hacer deporte o un brasier bien ajustado. Usa la venda o brasier durante 1-2 días comenzando el segundo o tercer día después del parto. Úsalo todo el día, aún cuando estés durmiendo.
2. Ponte bolsas de hielo cuando empieces a sentir los senos llenos o duros. Durante el día, coloca la bolsa por encima de la venda o brasier por 20 minutos cada 4 horas.
3. No le des pecho al bebé. Tampoco trates de extraer leche de tus senos con un succionador o manualmente (exprimiendo la leche con tu mano). Esto hará que tus senos produzcan más leche.
4. Toma ibuprofeno siguiendo las indicaciones de tu médico o partera. Este medicamento disminuirá la inflamación y el dolor.

Antiguamente, a las mujeres les daban pastillas o les aplicaban inyecciones para "secar" la leche. Estos métodos ya no se encuentran disponibles debido a sus graves efectos secundarios. Además, no funcionaban mejor que las sugerencias que aparecen en la lista anterior.

Tus músculos y articulaciones

Después del parto, los músculos del vientre tardan más o menos 6 semanas en recuperar su fortaleza y tonificación. El ejercicio ayuda a acelerar este proceso (ver la página 182 y las páginas 191-194). Si tuviste un parto por cesárea, tu abdomen se sentirá adolorido cerca de la *incisión* (corte en el vientre). Entonces, en la primera semana, haz únicamente ejercicios suaves para los músculos abdominales. El médico o la partera te dirán cuándo puedes volver a hacer ejercicio regular.

Algunas mujeres sienten dolor en el cóccix, las caderas, la pelvis o la parte baja de la espalda después del parto. Es posible que tu cóccix se haya lastimado cuando el bebé bajó por el canal vaginal. Si abriste las piernas demasiado durante el parto, las caderas te pueden doler durante

Ejercicio de levantar la cabeza

Después del embarazo, algunas mujeres notan que los músculos abdominales cerca del ombligo quedan bastante flojos. Un poco de flacidez en estos músculos (rígidos) es normal. Este ejercicio ayuda a fortalecerlos y tonificarlos.

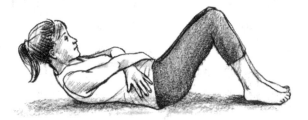

1. Acuéstate de espalda con las rodillas dobladas.
2. Cruza los brazos por encima del estómago. Coloca las manos a los lados de la cintura.
3. Inhala.
4. Mientras exhalas, levanta la cabeza y los hombros. Al mismo tiempo, hala las manos hacia el ombligo.
5. Sostén la posición contando lentamente hasta 5.
6. Baja la cabeza y descansa unos 10 segundos.
7. Repite el ejercicio unas 10 veces al día hasta que los músculos estén menos flácidos.

un tiempo. Si sientes algún dolor que te impida caminar, sentarte o voltearte al estar acostada, avísale a tu médico.

Tu vejiga e intestinos

Es posible que tengas problemas para orinar si tu zona vaginal está adolorida o inflamada. Esta incomodidad por lo general dura unos pocos días.

También es probable que tengas problemas para evacuar los intestinos después del parto. Si te hicieron una episiotomía, tal vez sientas dolor porque tu zona vaginal está resentida. Además, las pastillas de hierro o aquellas contra el dolor pueden hacer que la evacuación intestinal sea más dura (estreñimiento). Intenta seguir estas recomendaciones para ayudar a normalizar tu evacuación intestinal:

- Toma un suavizante para la deposición. Es posible que antes de salir del hospital te den este tipo de medicamento. También lo puedes comprar en una farmacia. Si el médico o la partera te han ordenado tomarlo, el seguro médico te puede ayudar a pagarlo.
- Consume alimentos ricos en fibra, tales como frutas frescas, frutos secos, verduras frescas, pan integral, cereal, granos y lentejas.
- Bebe mucha agua.
- Camina y haz ejercicios que fortalezcan tus músculos abdominales.
- Ve al baño cuando sientas la necesidad de evacuar el intestino. No esperes.
- Si estas sugerencias no funcionan, habla con tu médico para que te recomiende otras medicinas para aliviar el estreñimiento.

Las hemorroides (a veces llamadas almorranas) son venas del recto (por donde sale el excremento) que se inflaman y suelen ser dolorosas. Son comunes durante el embarazo y más comunes aún después del parto. Generalmente desaparecen un mes después de dar a luz. Intenta estas sugerencias para disminuir el dolor y ayudar a que sanen:

- Evita el estreñimiento. Trata de evacuar el intestino regularmente. Toma mucha agua y consume alimentos ricos en fibra. Toma un suavizante para la deposición todos los días si lo necesitas.

- Practica los ejercicios de Kegel (ver página 46). Éstos también fortalecen los músculos del recto.
- Usa cualquier método que te haya funcionado durante el embarazo o que te hayan recomendado en el hospital.
- Habla con tu médico o partera acerca de los medicamentos que existen para aliviar la incomodidad de las hemorroides.

Asistencia médica después del parto

Debes tener una revisión médica una o dos veces durante los primeros dos meses después de que nazca el bebé. Trata de sacar una cita poco después del parto. Si esperas, tu médico o partera pueden estar muy ocupados para atenderte durante un buen tiempo. Tu médico revisará tu recuperación física, tu perineo, los puntos (si es necesario) y el flujo vaginal. Si tuviste un parto por cesárea, también te revisarán la herida. Posiblemente tu médico te revise los senos y te hable de la lactancia materna. También tendrás la oportunidad de hablar de cualquier problema físico o emocional. Habla con tu médico acerca de planificación familiar. Es un buen momento para escoger un método anticonceptivo si aún no lo has hecho.

Para recordar

Asegúrate de llamar a tu médico **inmediatamente** si observas alguna de las señales de alerta que aparecen en la página siguiente. No esperes hasta tu próxima cita médica.

Señales de alerta durante el posparto

Después de regresar a casa pueden surgir algunos problemas. Tal vez te preguntes si son normales o graves. Si observas alguna de las siguientes señales de alerta, llama inmediatamente a tu médico:

- Fiebre (tu temperatura, tomada con el termómetro en la boca, sube a 100.4 °F o 38 °C o más).
- Flujo vaginal muy abundante (suficiente para empapar una toalla higiénica grande en una hora o menos) y/o un coágulo de sangre más grande que un limón en el flujo.
- Olor vaginal desagradable (como a pescado), dolor o picazón en la vagina.
- Dolor en el sitio de los puntos, más intenso que el día anterior.
- Dificultad para orinar o dolor cuando orinas.
- Zona dolorosa, enrojecida y caliente en los senos, acompañada de fiebre.
- Sentimiento de ansiedad, rabia, tristeza o pánico, acompañado de dificultad para dormir y comer.
- Zona dolorosa y enrojecida en la pierna (podría tratarse de un coágulo de sangre peligroso).
- Dolor en el hueso debajo del vello púbico o en la parte inferior de la espalda, acompañado de dificultad para caminar.
- Si tuviste un parto por cesárea, mayor dolor y enrojecimiento alrededor de la incisión, y/o pus en la herida.
- Cualquier nuevo dolor o molestia repentina.
- Temor a abuso o violencia contra ti o tu bebé por parte de tu compañero o un miembro de la familia.

Ayuda y apoyo

Como nueva madre, tal vez te sorprenda lo difícil que es cuidar a un recién nacido, especialmente si se trata de tu primer bebé. Si lo piensas, es mucho trabajo. Apenas te estás recuperando del embarazo y el parto, y tienes que aprender este nuevo oficio. Además, no estás durmiendo la noche completa porque tu bebé necesita que le den de comer y le cambien los pañales.

Es normal que necesites ayuda cuando tienes un nuevo bebé. Si alguien te ayuda, te acostumbrarás más rápido a ser madre (también lo necesita un nuevo padre). Adicionalmente, tendrás más tiempo para dormir y descansar.

Trata de decir sí cuando la gente te ofrezca ayuda si crees que va a ser de utilidad. A la mayoría de la gente le agrada que acepten su ayuda. Algunas personas no se ofrecen porque no quieren ser un estorbo. Así que asegúrate de pedir ayuda si la necesitas. Tal vez tu madre, una tía o una hermana se puedan quedar contigo un rato. Los amigos del trabajo, los miembros de la iglesia o los vecinos pueden alegrarse de colaborarte con algunas cosas. Hasta un niño mayor te puede ayudar en la casa. Si el padre de tu hijo está en casa, esa puede ser toda la ayuda que necesitas.

Puedes necesitar ayuda para:

- Hacer el mercado y comprar lo que el bebé necesita
- Lavar la ropa
- Cocinar
- Hacer el aseo
- Cuidar al niño mientras te bañas o tomas una siesta

Algunas personas no son de mucha utilidad pues te hacen la vida más difícil. A veces te implican más trabajo o te incomodan porque no

La historia de Jenny

Mamá quería que me quedara en su casa después de que Emily nació para poder cuidarme. Creo que a Kyle le agradó la idea. Él tenía que volver a trabajar y quería que yo tuviera quien me ayudara. Yo estaba muy adolorida después del parto, especialmente en la zona vaginal y los senos. Pasé casi toda la primera semana acostada, alzando a mi bebé. Mamá me trató como a una princesa. Kyle venía todos los días después del trabajo. Se porta muy bien con Emily.

entienden por lo que estás pasando. Trata de mantener alejadas a las personas que no sean serviciales. Este no es el momento de entretenerlas ni de estresarte más. Si no tienes suficiente ayuda, pregúntale a tu médico, enfermera o al personal del hospital, a dónde puedes llamar para conseguir a alguien que te ayude en casa.

Consejos para quienes ayudan (familiares y amigos)

Su apoyo y amor son importantes para la nueva madre. He aquí algunos consejos útiles:

- Una nueva madre necesita escuchar que está haciendo un buen trabajo. Cuando haga algo "correcto", dígaselo.
- Ofrézcase a ayudar, especialmente si ella no puede (o no se atreve) a pedir ayuda.
- Pregúntele cómo puede usted ayudar (preparando la comida, lavando la ropa, haciendo las compras o el aseo).
- No pase todo el tiempo alzando o cuidando al bebé, a menos que ella no pueda. Por el contrario, ayúdele a aprender cómo cuidar a su nuevo bebé.
- Deje que la madre cuide al bebé a su manera. Ella puede decidir hacer las cosas de una forma diferente a la suya.
- ¡Piense que va a trabajar fuertemente, a dormir poco y a salir cansado(a)! Ella apreciará todo lo que usted ha hecho.

Cómo mantenerte saludable después del parto

¿Qué puedes hacer para sentirte mejor y recuperarte rápidamente después de tener un bebé?

Descansa y duerme lo suficiente

Dormir lo suficiente es un gran problema para los nuevos padres y madres. La falta de sueño hace más lenta tu recuperación física y emocional. Trata de dormir siempre que puedas. Si no puedes dormir, al menos recuéstate y descansa. El descanso te puede dar la energía que necesitas para cuidarte y atender a tu bebé.

Todos los bebés necesitan despertarse y comer durante la noche. Algunos parecen dormir más de día que de noche. Trata de no preocuparte. Poco a poco tu bebé necesitará comer menos de noche y dormirá más tiempo. Tu tarea es dormir tanto como puedas aunque tengas que despertarte para alimentar al bebé.

Para recordar

El descanso y el sueño te dan la energía que necesitas y hacen más fácil la etapa inicial de la maternidad.

He aquí algunas pautas útiles para dormir lo suficiente:

- Piensa cuánto sueño necesitas generalmente por día (¿6 horas? ¿8 horas?). Esa es la cantidad de sueño que debes intentar conseguir después de que nazca tu bebé. No será todo en una sola tanda, pero se puede lograr sumando lo que duermas en el transcurso de la noche y del día.
- Planea quedarte acostada (o volver a la cama) hasta que hayas dormido lo suficiente. Eso significa no levantarte excepto para atender al bebé, tomar tus alimentos e ir al baño. ¡Tal vez tengas que quedarte en la cama desde las 10 p.m. hasta el medio día siguiente para dormir lo que necesitas!
- Si te preocupa no escuchar el llanto de tu bebé, trata de mantenerlo cerca de ti mientras duermes. En las primeras semanas, por lo general los bebés duermen más cuando están con sus padres.

- Trata de dormir o descansar cuando tu bebé duerma, incluso durante el día. Esto puede resultar más difícil si estás acostumbrada a dormir sólo de noche. Planea acostarte durante el día si no duermes lo suficiente en la noche.
- Descansa o duerme antes de hacer otras cosas. Alguien más puede lavar la ropa y la loza. O deja que esas cosas esperen hasta que hayas dormido una siesta.
- Deja que otros alcen y cuiden al bebé mientras tú descansas.
- Si tienes más niños, la mejor opción para que duermas es que alguien los cuide mientras tomas una siesta.

La historia de Tanya

Me preocupaba tener una niña de 3 años y un nuevo bebé. Me parecía que Molly me necesitaba mucho y yo tampoco sabía cómo cuidar al bebé. A Jason sólo le dieron dos semanas de permiso en el trabajo. Los dos estábamos cansados y ocupados, pero nos las arreglamos. Hacemos muy buen equipo. Nuestros amigos nos traían comida, lo cual era fantástico.

Molly no le prestaba mucha atención al bebé. A veces me ignoraba a mí también. Sé que lo hacía sin intención, pero me dolía. Le gustaba jugar con su papá. Para ella fue difícil cuando Jason tuvo que volver a trabajar. Aunque yo no podía jugar tanto con ella, le hablaba y la escuchaba mientras atendía al bebé. Era muy agradable que una de mis amigas invitara a Molly a su casa. A ella le gustaba jugar con otros niños y yo tenía un momento de descanso.

Ejercicio abdominal (recostada)

Una o dos semanas después del parto, empieza a hacer este ejercicio para ayudar a fortalecer tus músculos abdominales.

1. Siéntate con las piernas dobladas y los pies apoyados en el piso.
2. Alza al bebé y ponlo cerca de tu pecho o recuéstalo sobre tus piernas (si haces este ejercicio sin el bebé, estira los brazos al frente).
3. Recuéstate lentamente inclinando el cuerpo hasta la mitad del trayecto hacia el piso (para cuando empieces a sentir temblor o inestabilidad, o cuando los músculos abdominales se sientan débiles).
4. Quédate recostada hasta contar lentamente hasta 5.
5. Enderézate (siéntate con la espalda erguida).

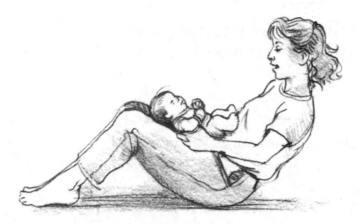

6. A medida que tus músculos se vayan fortaleciendo, cuenta hasta 10. Luego trata de aumentar la serie hasta recostarte 5 veces durante cada sesión de ejercicios.

Haz ejercicio para volver a estar en forma

Si tu trabajo de parto y tu alumbramiento fueron normales, es sano empezar a hacer ejercicios suaves uno o dos días después. Sin embargo, no tienes que hacerlo. Está bien esperar un par de semanas. Empieza gradualmente y haz lo que te permita sentirte bien. Haz los ejercicios de Kegel. Camina. Haz algunos ejercicios para fortalecer tus músculos abdominales.

Sabrás que te estás excediendo si los ejercicios te hacen sentir muy cansada, te causan dolor o aumentan tu sangrado vaginal. Si eso ocurre, descansa unos días y comienza a hacer ejercicio de nuevo, pero no tan fuerte. Obviamente, si alguno de estos problemas persiste después de haber descansado, llama a tu médico.

Si tuviste un parto por cesárea, tendrás que esperar más tiempo antes de empezar a hacer ejercicio. Sigue los consejos de tu médico con respecto al ejercicio y otras actividades, tales como conducir, subir escaleras y levantar cosas pesadas.

Consume alimentos sanos

Sigue alimentándote bien después de que nazca el bebé (como se describe en las páginas 38-40). Sigue los consejos de tu médico con respecto a tomar vitaminas prenatales y pastillas de hierro.

Para perder los kilos que aumentaste durante el embarazo, no tienes que hacer una dieta estricta. La mayoría de las nuevas madres pierden peso gradualmente a lo largo de varios meses, siempre y cuando no coman mucho más de lo que necesitan. Si quieres bajar de peso, perder 1-2 libras por semana es un buen plan.

Si le estás dando leche materna a tu bebé, consume buenos alimentos para que te mantengas saludable. Producirás leche sana aún si tu dieta no es perfecta. Pero si tu alimentación es pobre, todos los nutrientes de tu cuerpo serán utilizados para producir la leche. Después de un tiempo, eso afectará tu salud. Entonces, para sentirte bien mientras lactas, trata de seguir estas sugerencias:

1. Consume alimentos naturales variados.
2. Come lo suficiente para mantener tu peso (tal vez necesites comer más de lo que generalmente consumes).
3. Come lo que sepa bien.
4. Bebe mucha agua y otros líquidos. Siempre que sientas sed, bebe algo. Sabrás que estás bebiendo lo suficiente si tu orina es de color amarillo claro. Si no estás tomando suficiente líquido, será de color amarillo oscuro.

Posiblemente te preguntes si deberías evitar ciertos alimentos o si éstos le pueden hacer daño a tu bebé lactante. Tal vez te digan que debes evitar el repollo, el brócoli y las comidas picantes porque éstas producen más gases y ponen fastidioso al bebé. En general, eso no es cierto. De hecho, muchas madres dicen que sus bebés se comportan bien cuando ellas comen repollo o comida picante. Los alimentos que consumes usualmente son buenos para la lactancia.

¿Qué deberías EVITAR cuando estás lactando? El alcohol, los químicos de los cigarrillos (como la nicotina) y otras drogas que van a la leche materna y le hacen daño al recién nacido. Es mejor limitar la cantidad o evitar su consumo en los primeros meses de lactancia. La cafeína afecta el sueño, pero generalmente una pequeña cantidad no tiene mucho efecto en el bebé. Si quieres café, té o cola, trata de tomar 1-2 tazas por día y observa si hay alguna diferencia en el patrón de sueño de tu bebé.

Algunos bebés se ponen fastidiosos si sus madres consumen grandes cantidades de ciertos alimentos. Ten cuidado con comer en exceso, por ejemplo, media canastilla de fresas, un litro de jugo o mucho chocolate. Trata de comer porciones normales de muchos alimentos diferentes.

Si crees que un alimento le está haciendo daño al bebé, deja de comerlo. Espera unos días y observa si el bebé se ve mejor. Si no percibes ningún cambio, intenta comer ese alimento de nuevo y mira cómo reacciona el bebé. Habla también con tu médico o con un consejero de lactancia si tienes dudas acerca de lo que comes.

Préstale atención a tus sentimientos y emociones

Después del parto, quizá te sorprenda lo temperamental que estás. Puedes estar emocionada, cansada e irritada, todo al mismo tiempo. Probablemente llores por cosas insignificantes. Estas subidas y bajadas de ánimo son causadas por cambios hormonales y por los grandes cambios que se producen en tu vida cuando tienes un bebé. Para la mayoría de las mujeres, estos sentimientos son leves y desaparecen en cuestión de una semana. Para otras, duran más tiempo y, en ocasiones, empeoran.

La depresión posparto

La *depresión posparto* es común. Aproximadamente 8 de cada 10 nuevas madres la sienten. Con frecuencia, la depresión ocurre en la primera semana después del parto. Cuando estás deprimida:

- Lloras fácilmente.
- Sientes que no puedes hacerlo todo.
- Te preguntas si serás una buena madre.

La depresión posparto es normal y por lo general desaparece dos semanas después del parto. He aquí algunas sugerencias que te ayudarán a sentir mejor en esa etapa:

- Duerme o descansa tanto como puedas.
- Alivia cualquier dolor que estés sintiendo:

o Para más información sobre dolor vaginal, ver pág. 178.

o Para más información sobre dolor en los senos, ver páginas 180-181

o Para más información sobre dolor después de una cesárea, ver páginas 171-173

- Pídele a tus familiares y amigos que te ayuden con las tareas de la casa y el cuidado del bebé.

La historia de Cami

Lo más difícil para mí fue estar sola todo el día con Tommy. Jeff tuvo que volver a trabajar. Me sentía tan cansada. A veces, cuando Tommy lloraba, yo también lloraba. Había anhelado un bebé, pero a veces deseaba no haberlo tenido. Me sentía como una mala madre. Cuando pude dormir más, me sentí mejor. Después me preguntaba cómo había podido sentirme infeliz de ser madre.

Desórdenes emocionales después del parto

Desorden emocional posparto es el término que se le da a los problemas emocionales que ocurren después del parto y que son suficientemente serios para una mujer como para necesitar ayuda profesional. La *depresión severa* es la forma más conocida de estos desórdenes. Casi 2 de cada 10 mujeres sufren un desorden emocional después del parto. Por lo tanto, no es tan común como la simple depresión.

Un desorden emocional posparto con frecuencia empieza entre 6 semanas y 6 meses después del parto. Sin embargo, puede comenzar en cualquier momento entre unas pocas semanas y un año después del parto. Tú o un miembro de la familia pueden ser los primeros en detectar que algo no anda bien.

Señales de un desorden emocional posparto
- Molestia constante y preocupación
- Falta de energía
- Falta de apetito, olvido de las comidas o deseo de comer mucho
- Dificultad para dormir, aún cuando estás muy cansada
- Llanto frecuente, mucho más de lo habitual
- Gritos o mal genio frente a familiares y amigos
- Falta de interés en todo, aun en el cuidado del bebé
- Ataques de pánico (dificultad para respirar o para tragar, ritmo cardíaco acelerado)
- Intención de hacerte daño o lastimar al bebé
- Recuerdos de momentos difíciles en el pasado o durante el parto

Hay maneras adecuadas de tratar estos desórdenes, especialmente si el tratamiento se empieza a tiempo. El tratamiento comprende desde cosas que puedes hacer por ti misma hasta asesoría profesional y/o uso de medicamentos.

Qué hacer si sufres un desorden emocional posparto
1. Date cuenta de que no eres una mala madre. No es tu culpa tener algunos de los pensamientos o sentimientos descritos en la sección anterior.
2. Sé buena contigo misma haciendo lo siguiente:
   - Come bien (evitando el alcohol y la cafeína)
   - Descansa y duerme lo suficiente
   - Sal a recibir luz natural
   - Haz ejercicio regularmente (caminando 20 minutos o más)

- Saca tiempo para ti (alejándote de los oficios y el cuidado del bebé por un rato)
- Pasa tiempo con miembros de la familia o amigos que te quieran

3. Cuéntale a una persona que te inspire confianza cómo te sientes, especialmente si te preocupa el deseo de hacerte daño o lastimar al bebé.

4. Pídele a tu médico o a un trabajador social información sobre terapeutas o grupos de apoyo que te puedan ayudar.

5. Si es necesario, consulta con un doctor o especialista en salud mental la necesidad de una asesoría o el uso de medicamentos.

Cómo buscar un grupo de apoyo para nuevas madres

Los grupos de apoyo le ayudan a las mujeres a darse cuenta de que no están solas. Tú o una amiga tuya pueden ponerse en contacto con la organización nacional *Postpartum Support International* visitando la página web www.postpartum.ne*. Además, el hospital local, la Secretaría de Salud o tu médico te pueden dar información sobre grupos de apoyo en tu localidad.

Planificación familiar y sexo después del parto

Algunas mujeres sienten deseos de tener sexo poco después del parto. Sin embargo, la mayoría prefiere esperar un poco. Tienen miedo a que

---

* Este sitio web está en inglés. (*Nota de la traductora*).

sea doloroso o están demasiado cansadas. Los médicos y las parteras aconsejan esperar a que los puntos hayan sanado y a que el flujo vaginal (loquios) haya desaparecido. Esto tarda de 4 a 6 semanas. Por supuesto, deberías esperar hasta que sientas ganas de tener sexo. El problema es que muchas nuevas madres no están interesadas en el sexo pero sus compañeros, sí. Traten de ser sinceros y amables el uno con el otro cuando hablen de ello.

Inicialmente, el dolor vaginal y la sensación de cansancio afectan tu deseo de tener sexo y el placer que puedas sentir al hacer el amor. No te preocupes por haber perdido el deseo, seguro regresará. Si te duele la vagina durante la relación sexual, trata de colocarte encima de tu compañero. Esta posición disminuye la presión en la zona vaginal posterior (donde se cogen los puntos en caso de un desgarro o una episiotomía).

De otra parte, es normal que la vagina se seque después del parto si estás alimentando a tu bebé con leche materna. Esto sucede porque normalmente tienes menos estrógeno durante la lactancia y eso disminuye las *secreciones* vaginales (fluidos y moco). La resequedad vaginal causa dolor durante la relación sexual. Puedes aplicar un lubricante soluble en agua, como Gel K-Y o Astroglide, en tu vagina o en el pene de tu compañero. Esto ayuda a aliviar el dolor causado por la resequedad. Puedes conseguir un gel o una crema vaginal en una farmacia. Pero no uses productos que contengan estrógeno, ya que probablemente disminuirán tu producción de leche.

Para darle a tu cuerpo la oportunidad de recuperarse de haber estado embarazada, trata de esperar al menos un año antes de quedar de nuevo en embarazo. Recuerda que puedes quedar encinta antes de que regresen tus períodos menstruales. Las píldoras anticonceptivas o los parches de estrógeno evitan el embarazo, pero pueden afectar tu suministro de leche. Por lo tanto, no los uses mientras estés lactando. No obstante, si necesitas usar un anticonceptivo de urgencia (tomar una medicina contraceptiva después de haber tenido sexo sin protección), pregúntale a tu médico cómo éste afecta la lactancia.

Avísale a tu médico si estás alimentando a tu bebé con leche materna. Él te ayudará a escoger un método de planificación familiar seguro y fácil. Los siguientes métodos de control de la natalidad se pueden usar sin peligro durante la lactancia:

- Minipíldora (píldora anticonceptiva de dosis baja)
- Inyecciones de Depo-Provera
- Condón combinado con una espuma, crema o gel *espermicida* (que destruye los espermatozoides)
- Diafragma
- Te de cobre
- DIU (Dispositivo intrauterino: pequeño dispositivo de plástico que se coloca durante un examen vaginal)

Tener un bebé cambia tu vida

Ser madre por primera vez conlleva una mezcla de sentimientos: emoción, cansancio, dicha, temor. Es un estado incomparable. Sientes como si la vida te hubiera cambiado de la noche a la mañana. Puede que a veces desees que tu vida fuera como antes. ¡Parecía tan fácil!

¿Cuándo volveré a la "normalidad"?

Toma tiempo recuperarse físicamente y ajustarse emocionalmente después de tener un bebé. La cantidad de tiempo depende de:

- Tu salud mental y física
- La cantidad de amor y ayuda que recibas de tu familia y amigos
- Tu experiencia y confianza en el cuidado de un bebé
- La salud y la personalidad de tu bebé
- Tu situación económica y la necesidad de volver a trabajar

Nota especial

Una vez que tienes un bebé, tu vida nunca volverá a ser la misma. Pero puede haber cambios maravillosos. Tu vida será diferente y tomará un tiempo acostumbrarse a ello.

Si las cosas van bien, te recuperarás y ajustarás más rápido que si estás teniendo inconvenientes o problemas. En general, te tomará de uno a tres meses encontrar un nuevo equilibrio en tu vida.

La historia de María

Tenía que tomar un bus cuando iba con Isabel a la clase de madre-bebé. Al comienzo no quería ir porque era muy complicado salir de casa. Pero una amiga me aconsejó que fuera. Así que finalmente lo hice. ¡Me alegra haberlo hecho! Era bueno tener otras madres con quienes hablar. La clase se convirtió en mi salvación porque mi familia vive muy lejos. Todas las demás mamás entendían por lo que yo estaba pasando. Ser madre por primera vez era difícil. Pero cuando Isabel finalmente empezó a sonreírme, eso compensó todos los momentos difíciles.

La maternidad

Ser madre es una condición que empieza cuando quedas embarazada y dura toda la vida. La maternidad es exigente y extenuante. Pero es una de las tareas más importantes y gratificantes que puedas tener. Las primeras semanas no son fáciles. Sin embargo, un buen comienzo ayuda a construir una familia sólida. Con ayuda y apoyo externos, tendrás más tiempo y energía para darle a tu bebé para más información sobre agencias de servicio que pueden hacer que la maternidad sea más fácil para ti).

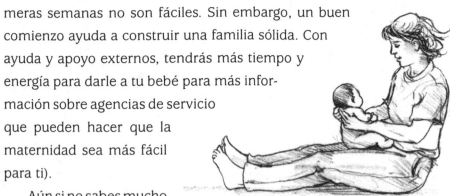

Aún si no sabes mucho acerca de bebés, puedes aprender a ser una buena madre. Cuida a tu bebé. Préstale atención a su comportamiento para que descubras lo que quiere y necesita (para más información sobre bebés, ver el Capítulo 10).

También puedes tomar clases de maternidad. Algunos establecimientos educativos las ofrecen a través de sus departamentos de educación a los padres. Ponte en contacto con la Secretaría de Salud o la agencia de educación neonatal de tu localidad para saber qué grupos de apoyo a padres existen en tu zona.

Una nota a los padres y acompañantes

Este tiempo inicial con tu nuevo bebé será importante para ambos. Dedica un poco de tiempo a conocer a tu bebé. Tendrás tu propio estilo de paternidad. El bebé conocerá tu voz y reaccionará a ti de manera especial (ver páginas 264-265 para más información sobre el rol del padre). Cuidar a tu nuevo bebé durante estos primeros meses te dará recuerdos para toda la vida. Te sentirás complacido por haber compartido el trabajo y la alegría de ser padre.

9

La alimentación de tu bebé

La leche es el primer alimento del bebé. Durante varios de los primeros meses, tu bebé sólo tomará leche materna, biberón o ambos. Cuando tu bebé tenga 4-6 meses, su pediatra o quien le brinde asistencia médica te hablará de empezar a darle *alimentos sólidos* (comida para bebés). Este capítulo te ofrece consejos útiles sobre la lactancia y la alimentación con biberón.

Lactancia

La lactancia es la mejor forma de alimentar a tu bebé. Cualquier cantidad de leche materna es mejor que ninguna. Entonces, si estás interesada en lactar, trata de hacerlo tan pronto como el bebé nazca. Es más fácil empezar y dejar de lactar que nunca haber lactado y desear haberlo hecho.

¿Por qué es tan buena la leche materna?

- La leche materna es el alimento perfecto para los bebés. Está hecha para bebés humanos.

- La leche materna siempre está lista. Y después de unas semanas, es más fácil que hacer la mezcla para preparar un biberón.
- La leche materna es limpia y sana para el bebé.
- La leche materna le ayuda al bebé a combatir microbios y enfermedades.
- La leche materna ayuda a prevenir alergias.

La lactancia también es buena para ti. Ayuda a reducir el riesgo de que desarrolles ciertas enfermedades, como el cáncer de seno o el cáncer de *ovario* (glándulas sexuales ubicadas en el vientre). También es más barata que la leche de tarro, así que con ella ahorras dinero. Además, la lactancia crea un vínculo especial entre tú y el bebé. Ambos disfrutarán la cercanía.

Producción de la leche materna

Tus senos cambian durante el embarazo en preparación para la lactancia. En los meses medios del embarazo, empiezas a producir *calostro* (la pri-

La historia de Tanya

La lactancia fue muy distinta esta vez. La primera vez, me dolieron los pezones durante dos semanas y fue una verdadera lucha. En esta ocasión, no podía creer lo rápido que bajó la leche. El dolor no fue nada comparado con la vez anterior. ¡Pero no estaba preparada para los dolores posteriores! Cada vez que le daba de comer al bebé, sentía cólicos muy fuertes en el vientre. Después de varios días, los cólicos desaparecieron. ¡Qué alivio! Luego la lactancia fue fácil.

mera leche para tu bebé a los pocos días de nacido). El calostro está lleno de *anticuerpos* (moléculas que destruyen los microbios y que pasan de tu sangre a la leche materna y luego al bebé). El calostro también contiene nutrientes, tales como vitaminas, proteína y grasa. Es espeso y pesado. Por eso tu bebé sólo necesita un poco.

Después de unos pocos días, el calostro amarillento se pone más blanco y empiezas a producir mucha más leche. Es la combinación perfecta de nutrientes para tu bebé en crecimiento. Tus senos producen tanta leche como tu bebé necesita. De hecho, si tuvieras gemelos, podrías producir leche suficiente para dos bebés.

El proceso de producir leche materna se llama *lactancia*. Un término más común para la lactancia es *amamantar* al bebé. Aunque tus senos crecen al comienzo, no conservan ese tamaño durante todo el tiempo que estés lactando. Se reducen de tamaño gradualmente a medida que el bebé empieza a comer otros alimentos alrededor de los 6 meses. Cuando dejas de lactar, tus senos generalmente vuelven a su tamaño normal.

La historia de Cami

Quería lactar, pero no pensé que pudiera hacerlo después de la cesárea. Estaba demasiado adolorida y no me podía mover bien. Lo mejor que hicieron las enfermeras fue enseñarme cómo alimentar al bebé estando acostada de lado. Iba a necesitar mucha ayuda al comienzo, entonces le mostraron a Jeff cómo ayudarme. Cuando llegué a casa, me senté en nuestro gran sillón para darle de comer al bebé. Pasaron unas tres semanas antes de que la lactancia fuera fácil. Me sentía orgullosa de haber persistido aunque fue difícil.

Cómo empezar

La primera vez que amamantas a tu bebé es especial. Generalmente es lo primero que haces por él. Después de las primeras horas posteriores al parto, tu bebé probablemente no se muestre tan interesado en comer como lo estaba inicialmente. Para el segundo día, la mayoría de los bebés se despiertan y están ansiosos de comer otra vez.

Estas son algunas maneras de facilitar las primeras experiencias de lactancia:

- Dale de comer a tu bebé inmediatamente después del parto. Los niños están alerta y despiertos en la primera hora.
- Adopta una posición cómoda. Usa almohadas para apoyar los brazos y sostener al bebé.
- Pídele a la enfermera o partera que te ayude la primera vez si la lactancia es una experiencia nueva para ti.
- Pide que las visitas salgan de la habitación si quieres estar sola mientras aprendes a amamantar.

La mayoría de los bebés saben cómo succionar desde el comienzo. Algunos parecen somnolientos o tienen problema para agarrar el seno. Si necesitas ayuda, pídesela a la enfermera o a un especialista en lactancia. Con el tiempo y un poco de práctica, lo harás mejor y tu bebé también.

Las primeras veces que amamantes pueden ser distintas a lo que esperabas. Es posible que el bebé sólo lama tu seno, o que lo agarre, lo hale y succione vigorosamente. Te sorprenderá lo fuerte que puede succionar tu pezón.

Cómo alzar al bebé mientras come

Hay muchas posiciones que puedes adoptar mientras le das de comer a tu bebé. Tal vez quieras pedirle a tu médico o enfermera que te muestre cuáles son. Una posición te puede resultar más fácil al comienzo, pero probablemente las ensayarás casi todas en algún momento.

Posición de cuna. La cabeza del bebé descansa sobre la cara interna de tu codo. Tu antebrazo sostiene su espalda y tu mano mantiene su colita cerca a tu vientre.

Posición de cuna alterna. La cabeza del bebé descansa sobre tu mano, con tus dedos y tu pulgar cerca de su cuello. Tu antebrazo sostiene la espalda del bebé y tu codo mantiene su colita cerca a tu vientre.

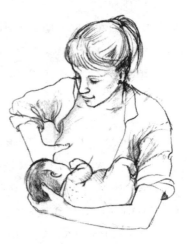

Posición de cuna alterna

Posición de fútbol americano. Estando el bebé a tu lado, sujeta su cabecita con tu mano y sostén su espalda con tu antebrazo. Deja que la parte baja del cuerpo del bebé descanse sobre una almohada o sobre tu cadera.

Recostada de lado. El bebé está acostado sobre la cama, a tu lado. Su boca está cerca de tu seno y su cuerpo, cerca de tu cintura y vientre.

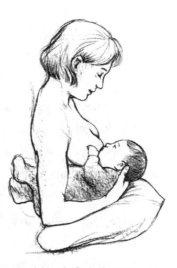

Posición de fútbol americano

Cómo ayudarle al bebé a agarrar

Agarrar es lo que hace tu bebé al coger con su boca tu seno cuando come. Si hay un buen agarre, el bebé recibe leche y no te lastima los pezones. Algunos bebés agarran el pezón

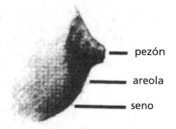

pezón

areola

seno

y la *areola* (zona oscura alrededor del pezón) sin mucho problema. Otros necesitan ayuda para hacerlo bien.

He aquí algunas sugerencias para que tu bebé agarre bien los senos al comer:

1. Acerca el bebé a tu seno. Sostenlo de manera que quede frente a él, sin voltear la cabeza. Si lo tienes alzado en posición de cuna, imagina que ambos deben quedar "barriga con barriga". Esto sirve para mantener la cabecita del bebé en la posición correcta.

2. Acerca al bebé con tu mano por debajo de su cabecita (cerca del cuello) y tu antebrazo contra su espalda (esta es la posición de cuna alterna).

3. Agarra tu seno con la otra mano. Haz una letra C con esa mano y coloca el pulgar en el borde de la areola. Luego pon los demás dedos en el otro lado del seno. No toques la areola. Después, aprieta suavemente los dedos contra el pulgar haciendo una especie de "sándwich de seno".

4. Frota los labios del bebé con tu pezón para que abra bien la boca.

5. Cuando la boca del bebé esté BIEN abierta, coloca la areola sobre su labio inferior. Luego, enrolla (gira) rápidamente al bebé contra tu pecho. Asegúrate de que tenga tanto el pezón como una buena parte de la areola en su boca.

6. Si hay un buen agarre, la mandíbula inferior y la quijada del bebé quedarán contra tu seno y su nariz casi lo tocará (ver las ilustraciones de la página siguiente).

7. Deja que tu bebé succione durante tanto tiempo como quiera (10-20 minutos es común). Puede que él mismo se desprenda del seno. Si quiere seguir comiendo, ofrécele el otro seno. El bebé puede alimentarse de un seno o de ambos.

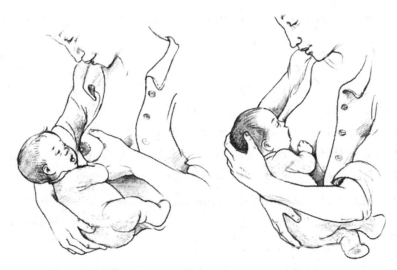

Un buen agarre usando la posición de cuna

Si no logras que el bebé tenga en la boca gran parte de la areola, probablemente te dolerá el pezón. Entonces, retira al bebé e intenta de nuevo. Para retirar al bebé del seno, mete tu dedo en su boca para detener la succión. Luego quita al bebé. Muy pronto él y tú van a lograr un buen agarre cada vez que lo amamantes. Recuerda: es necesario que haya un buen agarre para que los pezones no te duelan ni se agrieten (ver páginas 222-223 para más información sobre dolor en los pezones, maneras de prevenirlo y cómo tratarlo).

Cómo saber cuándo alimentar a tu bebé

Alimenta a tu bebé cada vez que él quiera comer. Él utilizará *señas de hambre* (señales físicas) para decirte cuándo quiere leche. Por ejemplo, te mostrará que está hambriento chupando cualquier cosa que tenga cerca de la boca. O hará pequeños sonidos y tratará de chuparse las manos. O chupará la sábana o tu brazo. Si no percibes estas primeras señas, el bebé se pondrá fastidioso y finalmente llorará. Trata de alimentarlo antes de que llore. Es más difícil amamantarlo cuando está llorando.

¿Con qué frecuencia comerá tu bebé? He aquí algunas pautas sobre los patrones de alimentación durante las primeras semanas:

- La mayoría de los recién nacidos comen cada 1-3 horas. Sin embargo, los bebés no siempre lo hacen en un horario regular. En ocasiones, comen cada hora varias veces y luego duermen 3-4 horas.
- La mayoría de los recién nacidos comen entre 8 y 18 veces al día. Es común que lo hagan unas 12 veces al día. Después de varias semanas, tu bebé estará en capacidad de consumir más leche cada vez que coma. Esto generalmente reduce el número de veces que hay que alimentarlo al día.
- Deja que tu bebé coma de cada seno durante tanto tiempo como quiera. Una sesión de lactancia más larga le permite al bebé obtener más leche. Las sesiones pueden durar 20-40 minutos o más.
- La duración de una sesión de lactancia con frecuencia depende del tamaño del bebé y de su forma de comer. Algunos bebés succionan rápido y con fuerza, y se demoran menos tiempo comiendo. Otros chupan un rato, hacen una pausa y vuelven a chupar. Algunos bebés se quedan dormidos con el seno en la boca y luego se despiertan y vuelven a comer. Estos bebés se demoran mucho en obtener suficiente leche.

Es más fácil alimentar a tu bebé cuando él quiere comer que en un horario fijo. Tratar de hacer esperar a un bebé hambriento hasta cierta hora para comer es molesto para la madre y para el niño. Además, es difícil despertar a un bebé para que coma. No es necesario que lo hagas, a menos que el bebé esté bajando de peso o tenga ictericia. Si tu bebé tiene ictericia, puede que siga dormido a la hora que debe comer. Entonces, en las primeras semanas, despiértalo si duerme más de 4 horas.

Los bebés tienen *rachas de crecimiento* que duran 2-7 días. En esos momentos, están creciendo más rápidamente y necesitan comer con más frecuencia. Estas rachas ocurren aproximadamente a las 3 semanas, las 6 semanas, los 3 meses y los 6 meses de edad. En esos momentos, es posible que tu bebé coma más o menos cada hora. La frecuencia de sus comidas le indica a tus senos que deben producir más leche. Tu suministro de leche aumenta y el bebé obtiene más cada vez que come. Cuando estés produciendo suficiente leche, él volverá a comer con menos frecuencia.

Estas rachas de crecimiento te pueden hacer sentir que estás amamantando todo el tiempo. Sin embargo, a medida que tu bebé crece y consume más leche en cada comida, te darás cuenta de que tienes más tiempo para ti entre una sesión de lactancia y otra.

Pautas básicas de la lactancia

Empieza cada sesión de lactancia con el seno con el que acabaste la sesión anterior (o con el que sientas más lleno). A veces los bebés comen de un solo seno en cada sesión. Si tu bebé come de ambos senos, generalmente toma más leche del primero. Al cambiar de un seno a otro cuando empiezas una sesión, estás garantizando que ambos produzcan suficiente leche.

Dale de comer al bebé del primer seno durante tanto tiempo como él quiera succionar (generalmente 10-20 minutos). Cuando el flujo de leche disminuya, notarás que el bebé traga menos. Además, el seno se siente más suave cuando lo oprimes. Deja que el bebé lo suelte por sí solo.

Después de que el bebé deje de comer de un seno, hazlo eructar para ayudarlo a sacar el aire que hay en su estómago. Tal vez quieras cambiarle el pañal en este momento. Si el bebé se queda dormido después de comer del primer seno, un cambio de pañal lo puede despertar para que coma un poco más. Entonces ponle el otro seno. Deja que coma mientras esté despierto e interesado en hacerlo. Si no lo acepta, no te preocupes. No necesita leche adicional. Durante las rachas de crecimiento, los bebés con frecuencia comen de ambos senos en cada sesión.

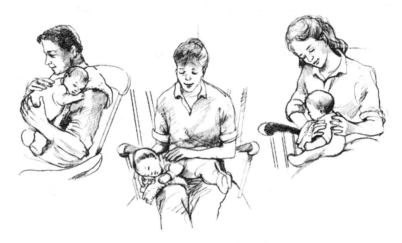

Posiciones para sacar los gases

¿Está recibiendo tu bebé suficiente leche?

En general, las madres producen suficiente leche para sus bebés. Puede que se necesite un día o dos de sesiones adicionales de lactancia para aumentar tu suministro de leche durante una racha de crecimiento. Pero esas sesiones extras son la clave para incrementar tu producción de leche. Amamantar con frecuencia al bebé produce más leche. Darle biberón impide que la cantidad de leche que produces esté a la par con las necesidades de tu bebé.

Durante la primera semana después del parto, querrás asegurarte de estar produciendo suficiente leche. Observa estas señales que indican si tu bebé está recibiendo suficiente leche:

- *El bebé come al menos 8 veces al día*. La mayoría de los bebés lo hacen con más frecuencia (8-18 veces en 24 horas).
- *El bebé moja al menos 6 pañales al día* (después de 5 días de nacido).

Si le pones pañales desechables, es difícil saber con qué frecuencia está orinando el bebé. Coloca un pedazo de toalla de papel en el pañal; ésta permanecerá húmeda si el bebé orina.

- *El bebé hace popó al menos 2 veces al día.* Muchos bebés tienen evacuación intestinal frecuente, una después de cada sesión de lactancia.

La historia de Jenny

Decidí intentar la lactancia. Escuché que era más fácil y muy buena para los bebés. ¡Pero al comienzo no fue tan fácil! No sabía si lo estaba haciendo bien. Me preocupaba que Emily no estuviera recibiendo suficiente leche. Llegué a pensar que la estaba matando de hambre. Mamá no me dio leche materna, así que no pudo ayudarme mucho inicialmente. Yo me la pasaba llamando a la clínica para hacer preguntas. Cuando Emiliy tenía como una semana, me dijeron que fuera a ver a una enfermera que ayuda a las madres que tienen problemas con la lactancia. Realmente me sirvió mucho. Descubrí que no lo estaba haciendo tan mal después de todo.

Emily había perdido un poco de peso, pero la enfermera me explicó que era normal que eso sucediera en los primeros días. Me dijo que mis senos estaban llenos de leche, así que no tenía de qué preocuparme. Mamá escuchó todas las sugerencias para poder ayudarme más. Después de eso, llevé a Emily un par de veces más para controlar su peso. La niña seguía aumentando de peso y la lactancia fue más fácil después de un par de semanas. Me alegra haber amamantado a Emily. Kyle también está orgulloso de mí.

Durante el primer mes, es común que la deposición sea amarillenta y blanda.

- *El bebé succiona y traga activamente mientras come.* Escucha cuando traga; el sonido que produce es como un *ug.*
- *El bebé parece contento después de comer.*

El aumento de peso de tu bebé indica que está recibiendo suficiente leche. La mayoría de los bebés sufren una ligera pérdida de peso después de nacer. Por lo general recuperan su peso inicial en dos semanas. Tu médico debería ver al bebé en la primera o segunda semana después del parto. En esa visita, el doctor medirá y pesará a tu bebé para asegurarse de que está sano. También puedes volver al hospital para la revisión, tener una visita domiciliaria, o recibir asesoría de una enfermera del servicio de salud pública. Puedes ir al hospital a revisar el estado de tu bebé.

Cómo saber si tu bebé NO está recibiendo suficiente leche

- El bebé come menos de 8 veces en 24 horas.
- Su orina es amarilla oscura. El bebé no moja al menos un pañal por día (durante la primera semana). Es decir, debe haber al menos 3 pañales mojados si tu bebé tiene 3 días de nacido.
- El bebé no ha tenido evacuación intestinal en un período de 24 horas en los primeros días después del parto.
- El bebé está somnoliento y no se muestra interesado en comer.
- Su cara, su pecho y la parte blanca de sus ojos están amarillentos. (Tener los ojos amarillos es una clara señal de ictericia. La ictericia ocurre cuando hay demasiada bilirrubina en la sangre del bebé. Esto puede suceder cuando el bebé no recibe alimento suficiente y no le es posible deshacerse del popó color verde negruzco que había en sus intestinos antes de nacer.)

Para recordar

Llama al médico inmediatamente si crees que tu bebé no está recibiendo suficiente leche o si está amarillo. En la primera semana después del parto, los médicos ven a los niños principalmente por dos problemas causados por la falta de suficiente leche: uno es la ictericia, y el otro es la *deshidratación* (pérdida de líquidos). Puedes asegurarte de que tu bebé reciba la ayuda que necesita reportando tus inquietudes.

No le des al bebé una botella de agua. La leche materna contiene toda el agua que tu bebé necesita. El agua puede hacer que el bebé se sienta lleno y no tenga ganas de comer. Esto puede llevar a que gane poco peso y, eventualmente, a la ictericia.

Si te preocupa el peso de tu bebé porque no está comiendo bien y porque no moja ni ensucia muchos pañales, llama a tu médico y coméntale tus inquietudes. Tal vez él o ella te pida que lleves al bebé al consultorio o clínica para pesarlo y examinarlo. Lo ideal es que el bebé aumente más o menos una onza de peso por día desde la última vez que lo hayan pesado. Si no está subiendo de peso correctamente, pregunta dónde puedes obtener ayuda de un experto en lactancia.

Cómo obtener ayuda con la lactancia

La mayoría de las madres primerizas necesitan ayuda con la lactancia. Hay muchos especialistas y grupos de apoyo que pueden ayudarte:

- En casi todas las ciudades hay *asesores o consultores de lactancia,* entrenados para cuidar a madres y bebés lactantes. La mayoría de ellos han aprobado un examen y están certificados como Consultores Certificados por el Comité Internacional de Lactancia (IBCLC, por sus siglas en inglés). Para más información o para buscar un asesor de lactancia en tu localidad, consulta www.laleche.league.org.

- Pídele a tu instructor de cuidado natal que te ayude a buscar un experto en lactancia. Pregunta por alguien que sea IBCLC o que tenga experiencia en ayudar a mujeres lactantes.

- Habla con tu partera, médico o enfermera en el hospital. Ellos te pueden dar consejos sobre la lactancia o te ayudarán a buscar un especialista.

- Ponte en contacto con la oficina local de la Liga de la Leche.

- Llama al grupo local de *La Liga de la Leche* (LLL, por sus siglas en inglés). Ellos dan pautas sobre lactancia y te pueden decir qué líderes de la LLL son IBCLC calificados.

- Los miembros de tu familia y tus amigos también te pueden dar ánimo y apoyo en la lactancia.

Pautas para la lactancia

Casi toda mujer tiene dudas y preocupaciones con respecto a la lactancia durante las primeras semanas y meses. Los siguientes consejos te pueden ayudar a resolver algunos de tus problemas a ese respecto:

Cómo aliviar la congestión mamaria

Cuando el calostro se vuelve leche, tus senos se llenan y se ponen pesados y blandos. Esto sucede entre 2 y 4 días después del parto. Es normal que sientas un poco de incomodidad e inflamación. Pero no es normal que los senos te duelan y se pongan duros. Esto se llama *congestión mamaria.*

Trata de darle de comer al bebé con frecuencia (aun antes de que te baje la leche) para prevenir la congestión de los senos. Cuando los senos están muy llenos, los pezones se inflaman y no se proyectan hacia fuera. Esta condición (a veces llamada *pezones planos*) puede hacer más difícil que el bebé agarre el seno, o que no pueda comer en absoluto.

¿Qué puedes hacer?

- La mejor forma de aliviar la congestión de los senos es alimentar al bebé con frecuencia.
- Suaviza tus pezones y areola *extrayendo manualmente* (exprimiendo) unas cuantas gotas de leche. Coloca los dedos y el pulgar en los bordes de la areola y aprieta firmemente, pero sin

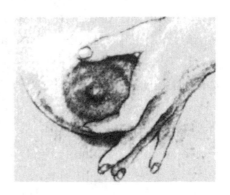

hacer demasiada fuerza. Esta presión hace que salgan unas gotas de leche de tu seno y suaviza la areola, de manera que sea más fácil para el bebé agarrarse.
- Toma una ducha de agua caliente para que la leche empiece a bajar. Esto ayuda a suavizar las areolas, de tal manera que el bebé pueda agarrar el seno.
- Una vez que el bebé esté comiendo, presiona suavemente tus senos para estimular el flujo de leche (leer la sección 'Cómo estimular el flujo de leche' que aparece más adelante, para ver una descripción de cómo hacerlo).
- Deja que el bebé coma tanto como quiera del primer seno. Cuando deje de tragar o se quede dormido, retíralo y cámbialo de lado. Si no come del otro seno, extrae un poco de leche de este seno manualmente o con un succionador.
- Después de amamantar, ponte un paño frío o una bolsa de hielo en los senos para disminuir la textura blanda y la inflamación. Algunos

médicos y parteras aconsejan tomar ibuprofeno (una pastilla para el dolor que también ayuda a reducir la inflamación).

La sensación blanda y la inflamación generalmente duran un día o dos. Si el bebé no puede comer aun después de haber extraído leche de tus senos con el succionador, busca ayuda. Un consultor u otra persona experta en lactancia te podrá decir cómo aliviar la congestión mamaria.

Cómo estimular el flujo de leche

La mayor parte del tiempo, los senos funcionan bien sin ayuda extra. Pero si quieres obtener más leche, intenta hacer presión en tus senos mientras le das de comer al bebé para que la leche fluya hacia los pezones. Este ejercicio a veces recibe el nombre de masaje de senos. Pero no hagas el movimiento en círculos como se hace en la mayoría de los masajes. Por el contrario, presiona suavemente desde el área más externa de los senos hacia los pezones. Detente antes de llegar a la areola. Presionar muy cerca de ella puede cambiar la forma como tu bebé deba agarrar el seno.

La presión detrás de las glándulas que producen leche (localizadas en los bordes extremos de los senos) ayuda a resolver varios problemas de lactancia:

- Alivia la llenura de los senos.
- Le proporciona al bebé más leche y aumenta tu producción.
- Estimula a un bebé somnoliento a seguir comiendo.
- Reduce la incomodidad de un conducto mamario taponado o *mastitis* (infección de los senos).

Hay dos maneras de hacer presión en los senos:

- Presión sobre el seno: coloca la palma de la mano sobre tus costillas, cerca del borde externo del seno. Luego deslízala un poco hacia abajo.

Presiona el seno con la mano. Cuando el bebé empiece a succionar menos, mueve la mano a otra parte del seno y presiona de nuevo.

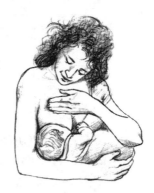

- Compresión del seno: forma una letra C con los dedos de tu mano y toma tu seno por debajo. Con la palma de la mano sobre tus costillas, coloca los dedos y el pulgar cerca del borde externo del seno. Aprieta los dedos y el pulgar al mismo tiempo. Cuando el niño empiece a succionar menos, mueve la mano y comprime el seno de nuevo.

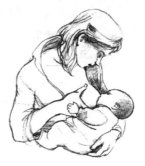

Esta es la forma como puedes estimular el flujo de leche mientras alimentas a tu bebé:

1. Una vez que el bebé haya agarrado el seno y esté succionando, notarás que se detiene de vez en cuando. Presta atención a esas pausas durante la succión.

2. Cuando el bebé haga una pausa, presiona suavemente las glándulas productoras de leche que están en la parte superior de tu seno, cerca de tu brazo. Esto hará que baje más leche. También notarás que el bebé succiona con más vigor, más cuando la leche es empujada hacia el pezón y, por ende, a su boca.

3. Cuando el bebé haga una nueva pausa, presiona de nuevo. Si es necesario, mueve tu mano a otra sección del seno y usa la presión o la compresión en esa zona.

La historia de Jenny

Me preocupaba que mi bebé no estuviera recibiendo suficiente leche, así que la enfermera de la clínica me ayudó a colocar a Emily correctamente en el seno. Eso no sólo ayudó a que Emily recibiera más leche, sino también a que el dolor de los pezones desapareciera. La enfermera me dijo que esperara pacientemente a que Emily abriera bien la boca. También me ayudó a hacer presión en la areola antes de que Emily agarrara el seno. Esto le ayudó a la bebé a coger más de la areola con la boca. ¡Caramba! Realmente fue grandioso que alguien me ayudara.

Cómo aumentar tu suministro de leche

A medida que tu bebé crece y aumenta de peso, va a necesitar más leche. Probablemente producirás mucha leche, pero es posible que el bebé se ponga fastidioso unos días mientras aumenta tu producción. ¿Cómo puedes aumentar la cantidad de leche que produces? Produces más cuando el bebé toma más leche de tus senos. A esto se le llama "oferta y demanda". Tu oferta de leche aumenta naturalmente como respuesta a la demanda y necesidad que tiene tu bebé de más leche.

Si sientes que debes aumentar tu suministro de leche, intenta seguir estas sugerencias:

- Alimenta al bebé con más frecuencia de lo que solías hacerlo. Darle más leche al bebé es una señal que le indica a los senos que deben producir más.

- Alarga cada sesión de lactancia. Deja que el bebé coma durante tanto tiempo como quiera. Si es necesario, cambia de un seno al otro y luego vuelve a cambiar.

- Revisa que el bebé agarre bien el seno. Debes poder escuchar que traga al comer. Si no oyes que traga, trata de ponerlo de nuevo hasta que agarre bien el seno y lo escuches tragar (si el bebé traga más, significa que está recibiendo más leche).

- Acuéstate con tu bebé en la cama. Esto te da tiempo de descansar y te permite prestarle atención a sus señales de alimentación. Además, el contacto de la piel del bebé con la tuya ayuda a incrementar tu suministro de leche. Ponle tan solo un pañal y no te cubras los senos con nada. Una cobija los mantendrá tibios a ambos.

- Presiona tu seno mientras el bebé esté comiendo (como se describe en la página 218). Esto aumenta la cantidad de leche que él recibe en cada sesión de lactancia.

- Extrae leche de tus senos después de amamantar, especialmente si el bebé no va a pasar mucho tiempo comiendo cuando tu suministro sea bajo. Extrae leche durante unos 10-15 minutos por cada seno utilizando un buen succionador. Si el bebé no puede comer de tu seno, extrae un poco de leche materna y dásela en un biberón.

- No le des tetero al bebé. Esto hará que tus senos produzcan menos leche.

- Busca ayuda de un asesor o experto en lactancia para mejorar tu suministro de leche.

Cómo evitar el dolor en los pezones

La mayoría de las madres primerizas sienten dolor en los pezones durante la primera semana. Cuando tu bebé chupa el pezón, es posible que sientas ardor inicialmente. Este dolor es causado por el estiramiento del pezón y la areola; generalmente desaparece cuando la leche empieza a fluir. Este dolor en los pezones debe pasar después de varias semanas.

Para ayudar a reducir el dolor, extrae manualmente unas cuantas gotas de leche para suavizar la areola antes de darle de comer al bebé. Trata de hacerlo antes de cada sesión de lactancia durante la primera semana después del parto. Adicionalmente, sigue las sugerencias que aparecen en las páginas 207-209 para que el bebé agarre bien el seno. En las primeras semanas de lactancia, un mal agarre es la causa más común de dolor persistente en los pezones.

He aquí algunas maneras de evitar y tratar los pezones adoloridos:

- Corrige el agarre. Ajusta el pezón y la areola de manera que el bebé coja bien el pezón y buena parte de la areola con la boca. Asegúrate de que el bebé abra bien la boca cuando agarre el seno (ver páginas 207-209). Si el problema es un mal agarre, el dolor se irá tan pronto como lo corrijas.
- Alimenta al bebé con frecuencia. Si esperas a que tus senos estén bien llenos, será más difícil para el bebé lograr un buen agarre.
- Empieza con el seno que menos te duela. La succión del bebé generalmente es más fuerte al inicio de cada sesión de lactancia.
- Extrae un poco de leche antes de darle de comer al bebé para suavizar la areola y hacer más fácil el agarre.
- Cuando vayas a retirar al bebé del seno, desliza tu dedo dentro de su boca para detener la succión. Esto te ayudará a sacar el pezón de la boca del bebé sin dolor.

Si tienes otros problemas (como pezones planos, pezones que sangran o problemas de succión), ponte en contacto con un asesor o un experto en lactancia. Tal vez necesites que alguien te ayude con el agarre. Además, un asesor te puede sugerir maneras de sanar unos pezones agrietados o que sangran.

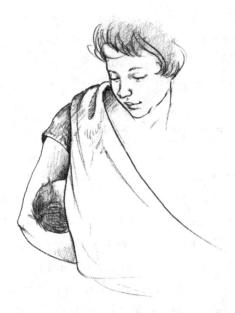

La lactancia en público

Inicialmente, puedes tener problema para lactar sin quitarte la blusa y el brasier. Después de unas semanas, la lactancia será más fácil y lograrás hacerlo sin quitarte la ropa. Luego podrás amamantar a tu bebé cuando tengas visita o cuando salgas a la calle.

Si te preocupa darle de comer a tu bebé frente a otras personas, he aquí algunos consejos que te ayudarán a sentir más cómoda:

- Usa un brasier para lactancia que se desapunte en la parte superior. Este sistema permite bajar la tapa del brasier sin necesidad de quitártelo.

- Usa una blusa que te quede suelta para cubrirte el pecho mientras estás amamantando.

- Lleva contigo una cobija pequeña o un chal para colocarlo sobre tu hombro y cubrir al bebé y tu seno.

- Practica la lactancia frente a un espejo. Verás lo que otros ven cuando le das de comer al bebé. Cuando estés segura de que tu seno está cubierto, te sentirás más cómoda de lactar frente a otras personas.

- Inicialmente intenta darle de comer al bebé frente a una amiga, otra madre lactante o un miembro de la familia. Cuando te sientas cómoda al hacerlo frente a esta persona, entonces estarás lista para lactar en situaciones públicas.

Extracción y almacenamiento de la leche materna

Una madre querrá tener de vez en cuando un descanso en su tarea de lactar. O tal vez quiera recolectar su leche mientras trabaja. Para estos propósitos, la mayoría de las madres usan un succionador de senos, mientras otras prefieren la extracción manual. En cualquiera de los dos casos, tendrás leche materna disponible para que otra persona la ponga en un biberón y se la dé a tu bebé. Sea cual sea el método que utilices, es mejor esperar a que el bebé se esté alimentando bien, lo cual sucede 3-4 semanas después del parto.

La extracción de leche con succionador o manualmente se vuelve más fácil con la práctica. Puede que te demores un tiempo en aprender a hacerlo con eficacia. Debes tener limpias las manos al igual que los implementos (succionador, biberones o recipientes para guardar la leche). Sigue las instrucciones para limpiarlos.

Trata de extraer la leche después de lactar. Escoge la ocasión en que tengas más leche. Succiona 10-15 minutos en cada lado. Al comienzo no obtendrás mucha leche, pero después de unos días de hacerlo a la misma hora, la cantidad aumentará.

Extracción manual

La extracción manual de leche no tiene ningún costo y la puedes hacer en cualquier momento y casi en cualquier lugar.

Para extraer manualmente tu leche materna:

- Coloca el pulgar en el borde superior de la areola y los demás dedos debajo.
- Levanta el seno con los dedos.
- Aprieta el seno entre el pulgar y los dedos. Exprímelo durante 5-10 segundos. Para evitar que los dedos se resbalen hasta la punta del pezón, presiona suavemente el seno contra tu pecho.
- Sigue exprimiendo el seno de manera intermitente hasta que la leche deje de salir o gotear.
- Recoge la leche en una taza medidora u otro recipiente limpio.
- Repite el proceso hasta que deje de salir leche o hasta que obtengas la que necesitas.

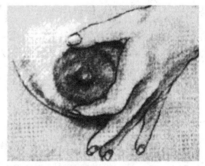

- Puede que al comienzo sólo obtengas unas pocas gotas. Con la práctica, conseguirás un chorro estable.

La leche materna se puede guardar en frascos limpios de vidrio o plástico, o en bolsas de lactancia especialmente diseñadas para almacenar leche materna. ¿Por cuánto tiempo puedes guardar tu leche materna?

Pautas de almacenamiento de leche fresca (leche extraída de tus senos recientemente)

- 10 horas por fuera de la nevera, si tu habitación no es muy caliente. (Si la temperatura de tu habitación es superior a 72 °F ó 22 °C, la leche se puede dejar afuera sólo unas pocas horas.)
- 8 días en la nevera
- 3 meses en un congelador en el que no se derrita un helado

Ponle un rótulo al frasco o recipiente con la fecha en que extrajiste la leche. Usa primero la leche más fresca y luego la que lleve más tiempo congelada. Si se mantiene congelada por mucho tiempo (más de 3 meses), la leche materna pierde algunos nutrientes y anticuerpos para combatir las infecciones. No obstante, es mucho más nutritiva que las fórmulas de tarro.

Para derretir la leche materna congelada, coloca el frasco en agua caliente. El agua debe estar caliente pero no hirviendo. A medida que el agua se vaya enfriando, agrega más agua caliente. Nunca la descongeles en el microondas ni en una olla sobre la estufa. Calentar excesivamente la leche materna le hace perder algunas de sus cualidades especiales y el bebé se puede quemar. Una vez descongelada, bate la leche suavemente para mezclarla, ya que la grasa generalmente flota mientras está congelada. La leche puede estar a temperatura ambiente o un poco más caliente cuando se la des al bebé.

Después de descongelar la leche, úsala inmediatamente o guárdala en la nevera sólo durante 24 horas. No la vuelvas a congelar.

Apoyo en la lactancia

Es muy importante tener el apoyo de tu compañero o de un miembro de la familia. Es más probable que tengas éxito con la lactancia si la persona que vive contigo estimula tu esfuerzo por amamantar. Para aumentar tus posibilidades de lactar durante tanto tiempo como tú quieras, busca personas entusiastas y partidarias de esta práctica. Habla con ellas tanto como sea posible en las primeras semanas después del parto. Con ayuda y apoyo, es más fácil aprender a lactar y los retos no parecen tan difíciles de manejar.

La historia de María

Yo quería lactar, pero fue difícil al comienzo. Isabel lloraba todo el tiempo. John me decía que le diera tetero. No tenía quién me ayudara. Así que dejé de amamantarla y empecé a usar leche de tarro. Ojalá hubiera llamado a la clínica a pedir ayuda. La enfermera me dijo que, si hubiera llamado antes, me habría ayudado a conseguir un succionador. Entonces John le habría podido dar un tetero de leche materna.

Me tomó un tiempo aprender a alimentar a la bebé con biberón. Yo siempre quería que Isabel se tomara todo el frasco. No quería desperdiciarlo. Pero en la clínica me dijeron que cuando la bebé deja de comer, es porque ya acabó. Tenían razón. Después de eso, me relajé y darle biberón a Isabel resultó más fácil.

Alimentación con fórmula

La mayoría de las madres primerizas empiezan lactando. Cuando sus bebés crecen, a veces los alimentan con leche materna en biberón. Algunas familias utilizan un tetero de fórmula para alimentar al bebé una o más veces. Esta sección habla de la alimentación con biberón y el uso seguro de la fórmula o leche en polvo.

Durante el primer año de vida, tu bebé debería tomar leche materna o fórmula fortificada con hierro. Otros tipos de leche, como la entera, la leche al 2 % o la leche de cabra, no son buenas para los bebés pues no contienen la combinación adecuada de vitaminas, minerales y nutrientes.

La mayoría de las fórmulas para niños están hechas de leche de vaca o de soya. Si tu bebé está sano y no es alérgico a la leche de vaca, la mejor opción es una fórmula de leche de vaca fortificada con hierro. Si quieres que tu bebé tenga una dieta vegetariana sin proteína animal, puedes escoger una fórmula de soya con hierro (aunque las palabras *fortificada con hierro* pueden no aparecer en la etiqueta frontal). Las fórmulas de soya también son buenas si el bebé no puede digerir el azúcar de la leche. Esta rara condición recibe el nombre de *galactosemia*.

Si tu bebé es alérgico a la leche, el pediatra te puede recomendar una fórmula *hipoalergénica* (que no causa reacción alérgica). Este tipo de fórmula también es fortificada con hierro, pero cuesta más que otras. Ejemplos de estas fórmulas son Nutramigen y Alimentum.

Algunos padres creen que una fórmula fortificada con hierro causa gases y estreñimiento. Consideran que una fórmula baja en hierro puede ser mejor. La verdad es que no hay diferencia entre los gases, el fastidio y el estreñimiento que se observa en los bebés que se alimentan con una fórmula fortificada con hierro y los que toman una baja en hierro. Además, estos últimos corren el riesgo de sufrir *anemia* (falta de hierro en la sangre). La anemia puede causarle al bebé problemas cerebrales y de desarrollo físico.

Preparación de la fórmula

La fórmula viene en varias presentaciones que son igualmente nutritivas:

- *Lista para comer.* Es la más costosa, pero la más práctica. Es útil para los viajes o cuando estás muy cansada.

- *Concentrado líquido*. Requiere preparar la mezcla con cuidado y toma más tiempo.
- *Fórmula en polvo*. Es la menos costosa, pero requiere medir la cantidad y preparar la mezcla con cuidado. Es útil para los viajes si se tiene a mano agua caliente y limpia.

Cuando prepares la fórmula, sigue cuidadosamente las instrucciones que vienen en el tarro o la bolsa. Usa siempre la cantidad correcta de agua al mezclarla con la fórmula. Usar muy poca o demasiada agua puede enfermar a tu bebé. Si el agua de tu casa es potable y segura, tómala directamente de la llave. Si no lo es, hiérvela primero. También puedes usar agua embotellada, pero no utilices agua destilada. Ésta no contiene los buenos minerales propios del agua.

Uso del biberón

A la mayoría de los recién nacidos les gusta que la leche materna o la fórmula esté tibia. Para calentar un tetero, ponlo en una olla o recipiente con agua caliente. Cuando el agua se enfríe, agrega más agua caliente. Revisa la temperatura del tetero dejando caer un par de gotas de leche sobre tu muñeca. La leche se debe sentir tibia, no caliente. A medida que tu bebé crezca, le puede gustar la leche un poco más fría.

Advertencia

No uses el horno microondas para calentar un tetero. Puede dejar partes de la leche demasiado calientes y corres el riesgo de quemar la boca del bebé.

Usa siempre biberones y chupones limpios. Puesto que hay muchas opciones en el mercado, escoge los biberones y chupones que más te gusten. Si a tu bebé parece gustarle uno más que otro, escoge ese. Así se hará más fácil alimentarlo.

Si el agua de tu casa es potable y segura, no necesitas esterilizar los biberones ni usar agua especial para lavar los chupones (*esterilizar* significa hervir los biberones para eliminar las bacterias). Los biberones se pueden lavar a mano o en el lavaplatos eléctrico. Limpia los chupones manualmente con agua caliente enjabonada. Enjuágalos con agua caliente y déjalos secar al aire.

Consejos para alimentar al bebé con fórmula

La alimentación con fórmula puede ser agradable para ti, el bebé y tu compañero. Para que funcione bien, pon en práctica estos consejos:

- Alza al bebé con su cabecita apoyada en la parte interna de tu antebrazo (como para darle seno). Esta cercanía mientras lo alimentas les ayuda al bebé y a ti a desarrollar un vínculo especial de amor.
- Nunca le pongas el biberón y dejes solo al bebé mientras come. Se podría ahogar.
- Alza al bebé unas veces con el brazo derecho y otras con el izquierdo. El bebé te mirará mientras come. Cambiarlo de lado ayuda a que los músculos de sus ojos y de su cuello se desarrollen normalmente (los bebés lactantes lo hacen de manera natural).
- Sácale los gases al bebé más o menos a mitad de la sesión. Los bebés que tragan aire mientras comen pueden necesitar expulsar los gases con más frecuencia. A medida que tu bebé crece, podrá eructar por sí solo.
- En los primeros días, dale de comer cada 2-3 horas (u 8-12 veces por día). A medida que tu bebé crezca, tomará más cantidad de leche en cada comida y comerá con menos frecuencia.

- Confía en lo que tu bebé "te dice" con respecto a la cantidad que necesita comer. Probablemente tomará más leche en unas comidas y menos en otras. Cuando parezca estar lleno o no querer más, deja de darle de comer. No insistas en que se tome todo el biberón. Si ves que el bebé se toma rápidamente toda la leche en cada comida, adiciona una onza de fórmula al biberón.

- Bota cualquier residuo de fórmula que el bebé no haya consumido. Usa además un biberón limpio para cada comida. Se pueden crear bacterias en el tetero que enfermarán a tu bebé.

- No le añadas cereal al tetero, aún si escuchas decir que el cereal hace dormir más a los bebés. Los bebés no deben comer cereal hasta que tengan al menos 4-6 meses de nacidos. Y cuando un bebé empieza a comer cereal, es hora de que aprenda a comerlo con cuchara.

- No le des al bebé agua adicional. Los bebés no necesitan agua extra hasta que empiezan a comer alimentos sólidos. Tampoco le des jugo ni bebidas dulces en el tetero. Tu bebé sólo necesita leche para crecer y estar saludable.

Alimentar a tu bebé es más que simplemente darle comida. Es un momento maravilloso para observarlo y conocerlo. Cuando tú respondes a su necesidad de leche, él aprende a que puede confiar en ti. También es un momento que le permite al bebé estar cerca de ti y mostrarte su amor. Disfruta este momento con tu bebé. Terminará más pronto de lo que imaginas.

10

El cuidado de tu bebé

Cuidar a un recién nacido puede parecer difícil inicialmente. Es verdad que los bebés son muy indefensos. No pueden hablar para decirte lo que necesitan y tampoco pueden hacer mucho por sí mismos. Pero si piensas en lo que tu bebé realmente necesita, es más fácil averiguarlo. Tu bebé necesita que lo alimentes, que lo mantengas abrigado y limpio, y que lo consientas y mimes cuando llore.

Trata de relajarte y de disfrutar a tu nuevo bebé tanto como puedas. Con el tiempo y la experiencia, aprenderás cuál es la mejor manera de cuidarlo.

Conocer a tu bebé

Antes de tener un bebé, puedes pensar que todos son iguales. Pero, de hecho, cada bebé es único. El tuyo se ve diferente y responde de manera distinta a otros bebés. Pronto aprenderás a responder a tu propio bebé.

¿Cómo será tu bebé?

Al comienzo, el cuerpo de tu bebé recién nacido parecerá pequeño y su cabeza, un poco grande. Algunos bebés tienen la cabeza "en forma de cono" puesto que esa parte del cuerpo cambió su forma para poder pasar por el canal vaginal. La cabeza de tu bebé volverá a su forma normal en unos pocos días.

Cuando nacen, la mayoría de los bebés tienen una sustancia blanca cremosa, llamada *unto sebáceo,* que les cubre la piel. La enfermera la limpia casi toda, pero algunos residuos se quedan en los pliegues de la piel durante unas semanas. Esta grasita desaparece lentamente por sí sola.

Los pechos y los genitales de tu bebé pueden estar inflamados después de que nace debido a tus hormonas durante el embarazo.

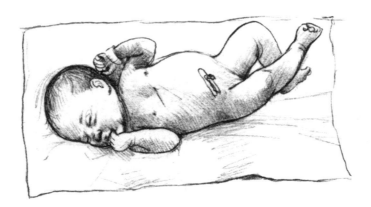

Las habilidades de tu bebé

Durante años, creímos que los bebés no podían hacer mucho. Pensábamos que no podían decirnos nada. Pero estábamos equivocados. Los recién nacidos son asombrosos.

Tu nuevo bebé:

- *Te puede ver claramente si estás cerca de él.* Le encanta mirar tu cara. Los bebés son sensibles a la luz brillante. Generalmente abren mejor los ojos cuando las luces están apagadas.
- *Puede escuchar y responder a sonidos.* Reconoce tu voz. Le presta más atención a las voces agudas. Se puede calmar cuando escucha

sonidos que le recuerdan el estar dentro de tu vientre (como el sonido de un lavaplatos eléctrico o una aspiradora, o como el que escucha cuando haces un fuerte sonido *shhhh*). También se sentirá tranquilo al escuchar el sonido familiar del latido de un corazón.

- *Tiene muy buen sentido del olfato y el gusto.* Conoce tu olor. El olor de tu leche le produce ganas de succionar. A los bebés les gusta el sabor ligeramente dulce de la leche materna.

- *Le encanta que lo toquen.* Disfruta que lo alcen, lo acaricien y lo abracen. Le gusta estar calientito pero no demasiado. A la mayoría de los bebés les gusta que los cubran con una cobija ceñida. A esto se le dice *envolverlo.*

- *Le gusta el movimiento.* Le recuerda estar dentro de ti. Disfruta que lo mezan o lo muevan suavemente de un lado a otro.

La historia de Jenny

Después de que nació, Emily me miraba durante largos ratos. Al principio me parecía extraño y me preguntaba qué estaría mirando. Le preguntaba: "¿Qué estás mirando?". Parecía que eso le gustaba. Entonces empecé a hablarle de todo, por ejemplo de lo linda que era o de lo que yo estaba haciendo. La llevé a un almacén cuando tan sólo tenía 10 días de nacida. En una ocasión, una señora empezó a hacerle ruidos y a moverle los piecitos. Emily se quedó mirando a la mujer durante un buen rato. Luego yo dije algo y Emiliy se volteó a mirarme. Ella me reconoce y mi voz es la que más le gusta.

Tu bebé tiene varios *reflejos* normales. Puede toser, estornudar, bostezar y tener hipo. Muchos reflejos son reacciones a cosas que le pasan. El bebé se asusta o sobresalta al escuchar un ruido fuerte o al sentir un movimiento rápido. Te agarra el dedo cuando lo pones en su mano.

Al nacer, tu bebé te puede comunicar lo que quiere, lo que le gusta y lo que no le gusta mediante *señas*. A medida que conozcas mejor a tu bebé, será más fácil entenderlas.

El llanto es una seña infantil que te dice que el bebé necesita o quiere algo. Pero puede significar casi cualquier cosa. El que se ponga fastidioso y llore puede significar que tiene hambre, se siente solo, o está cansado, incómodo o sobre-estimulado. Por suerte, el bebé generalmente te da varias pistas sutiles antes de empezar a llorar. Trata de darte cuenta de su sutil manera de expresar lo que necesita.

He aquí algunas señas infantiles comunes y lo que significan:

- Voltearse hacia tus senos (como buscando o *hurgando*), sacar la lengua o chuparse la mano significa que tiene hambre.
- Dejar caer los párpados o cerrar los ojos quiere decir que está cansado y tal vez necesita dormir.
- Cuando abre bien los ojos y te mira, está tratando de llamar tu atención. Quiere que lo mires. Cuando está despierto y calmado, le gusta mirar tu cara. Si le hablas o le cantas, verás que su rostro se ilumina.
- Cuando hace sonidos o *guus,* está tratando de hablar contigo. Le encanta que tú le hagas los mismos sonidos.
- Cuando deja de mirarte, aún si tú estás tratando de llamar su atención, tal vez necesite un descanso. Los bebés se cansan rápidamente incluso cuando lo están pasando bien. Si tu bebé se pone fastidioso mientras estás jugando con él, bájale al ritmo un poco.

Cuando el bebé tiene unas 5 ó 6 semanas de nacido, empieza a sonreírte. Cuando tú le sonríes, él responde sonriendo y haciendo *guus*. Los bebés tienen una habilidad asombrosa para hacer que sus padres se enamoren de ellos.

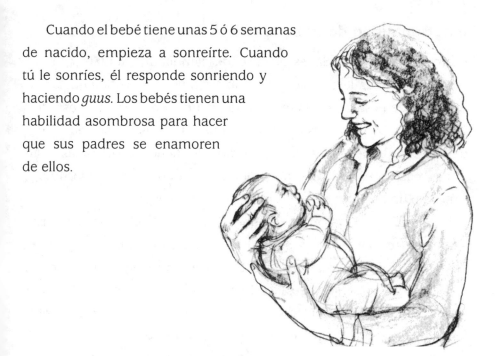

La historia de Tanya

La mayoría de las veces yo sabía lo que Michael quería. Me comunicaba claramente cuando estaba listo para comer. Empezaba a succionar lo que tuviera a la vista, como su mano o mi mejilla. ¡Una vez casi succiona la nariz a su papá! Jasón puso la nariz justo donde Michael la podía alcanzar con la boca. ¿Qué esperaba? Nos reímos mucho y Jason dijo: "Creo que es mejor que le des de comer".

La personalidad de tu bebé

El tamaño y las habilidades de tu bebé cambiarán rápidamente. Sin embargo, su naturaleza básica no cambiará mucho a medida que crece. Cada bebé tiene su propia personalidad. Algunos son muy activos; otros son calmados. Unos bebés lloran y se ponen más fastidiosos que otros. Además, cada bebé tiene su propio horario de sueño y de comidas, y sus propias reacciones cuando está hambriento, con frío o aburrido. Tu hijo será como un rompecabezas. Tomará un tiempo entenderlo.

Unos bebés son más exigentes que otros. Tienen reacciones intensas y patrones irregulares de sueño y de alimentación. Generalmente parecen más activos que otros recién nacidos. Con este tipo de bebés, puede tomar más tiempo y posiblemente se necesiten métodos especiales para hacerlos sentir cómodos o para ayudarlos a conciliar el sueño. También es posible que necesites ayuda de familiares y amigos con este tipo de bebé.

A medida que te acostumbres a tu nuevo bebé, encontrarás la mejor manera de atenderlo y cuidarlo. Si intentas diferentes formas de calmarlo, aprenderás qué funciona y qué no. La mayoría de las parejas usan este método de *ensayo y error* para aprender a ser padres.

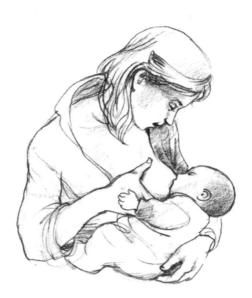

Cómo calmar a tu bebé cuando llora

La mayoría de los padres se molestan cuando sus bebés lloran. Es una reacción natural. El llanto de tu bebé despierta en ti el deseo de atenderlo. Trata de responder rápidamente a su primer llanto antes de que el bebé se ponga tan molesto que no puedas calmarlo fácilmente.

La historia de María

Isabel lloraba muchísimo cuando llegamos a casa. Parecía que nunca iba a poder calmarla. Me sentía tan cansada. Lo único que quería hacer era dormir. Caminaba con ella, la mecía, trataba de cantarle, pero terminaba agotada. ¡Estaba a punto de darme por vencida! Finalmente, alguien me dijo que intentara envolverla. Usé una de esas cobijas elásticas para bebés y la envolví como un tabaquito. Isabel se calmó, especialmente cuando le decía "shhh" una y otra vez. Realmente sirvió. La envolví mucho en esos dos primeros meses.

Todos los recién nacidos tienen momentos en los que se ponen fastidiosos. Con frecuencia, esos momentos ocurren al comenzar la noche o bien tarde. Los bebés lloran cuando tienen hambre, cuando están sobreestimulados o cansados, o cuando se sienten incómodos. A medida que tu bebé crezca, esos fastidios de recién nacido pasarán.

Trata de seguir estas sugerencias para calmar a tu bebé recién nacido:

- *Dale de comer.* Los bebés comen con frecuencia. Tal vez te parezca que ha pasado poco tiempo desde la última vez que comió, pero a tu bebé le puede parecer mucho tiempo. Si no está interesado en comer, ensaya dejarlo que succione tu dedo o un chupón. Puede que necesite eructar, así que intenta eso también.

- *Asegúrate de que el bebé no esté demasiado caliente ni demasiado frío.* También revisa si necesita un cambio de pañal.

- *Envuélvelo o cúbrelo con una cobija para bebés que sea grande y liviana.* Esto le puede ayudar al bebé a sentirse más seguro. También le recordará cuando estaba cómodo y abrigado dentro de tu vientre durante el embarazo.

- *Álzalo y abrázalo contra tu pecho.* Al bebé seguramente le gustará sentir el latido de tu corazón. Hablarle o cantarle puede servir. Algunos padres les susurran al oído el sonido *shhh* (este sonido le recuerda a los bebés lo que escuchaban en el vientre materno).

- *Usa el movimiento.* Por ejemplo:
  * Alza al bebé y balancéate de un lado a otro.
  * Camina con él, cargándolo en un canguro.
  * Álzalo en los brazos mientras lo sacudes suavemente por varios minutos. Trata de mover al bebé estando de pie o sentada en la cama o en un balón de gimnasia.
  * Siéntate en una silla mecedora y muévete hacia adelante y hacia atrás.
  * Saca al bebé y dale un paseo en coche. Un paseo en el auto también puede hacer que se quede dormido.
  * Coloca al bebé un rato en un columpio. Asegúrate de que su cabecita esté apoyada mientras lo meces suavemente.

- *Si el bebé tiene gases o necesita eructar, trata de alzarlo en una posición que le haga presión sobre la barriguita.* Por ejemplo:
  * Sácale los gases apoyando su barriguita sobre tus hombros.
  * Siéntate y acuéstalo boca abajo sobre tus piernas. Dale palmaditas en la espalda y observa si eructa o expulsa gases.

*   Álzalo sobre tu brazo, boca abajo, de manera que su carita quede lejos de ti. Balancea suavemente al bebé hacia adelante y hacia atrás para calmarlo.

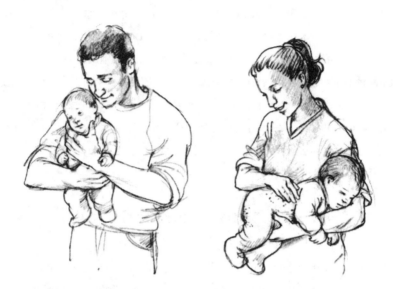

Escoge un método para calmar al bebé y úsalo durante un rato. Trata de no sobre-estimularlo pasando muy rápido de un método a otro. Si el bebé sigue llorando, intenta otra técnica. Con suerte, encontrarás la que funcione. Con el tiempo y la práctica, te será más fácil calmarlo.

Si nada parece calmar a tu bebé y estás perdiendo la paciencia, descansa un momento. Si tienes quién te ayude, deja que esa persona trate de calmarlo. Si no, acuéstalo con cuidado en su cama o ponlo en la silla del auto durante 5-10 minutos mientras te calmas. **Nunca sacudas ni le hagas daño a tu bebé.** No lo trates con brusquedad. Llama a alguien (una amiga o un pariente) para que te ayude. Dile a esa persona que necesitas un descanso.

Si crees que tu bebé llora mucho más que otros, habla con su doctor o con una enfermera de la clínica. Si el niño llora casi siempre después de comer, llévalo a una cita médica. Así sabrás si puedes hacer algo más por él, como tratarle una molestia estomacal. También aprenderás otras maneras de lidiar con el llanto.

Algunos padres se preguntan si prestarle demasiada atención al bebé lo puede malcriar. Es imposible malcriar a un recién nacido. Él no puede cuidar de sí mismo; necesita que lo hagas todo por él (alimentarlo, vestirlo, bañarlo y cuidarlo). Atender las necesidades de tu hijo no es malcriarlo.

Cuando un bebé llora, necesita *más* cuidado, no menos. Y cuanto más pronto alces a un niño que llora, más pronto desaparecerá el llanto. Al responder a su llanto, le estás mostrando que lo escuchas. Y cuando sus necesidades estén satisfechas, con el tiempo llorará menos.

La historia de María

La clase mamá-bebé me salvó la vida. Descubrí que hay otros bebés iguales a Isabel y que hay otras madres que también están estresadas. La líder del grupo nos habló de los bebés "exigentes". Definitivamente, Isabel es una de ellos. La líder nos dijo que estos bebés se estabilizan después de un tiempo. Nos pidió que no pensáramos que nuestros bebés no nos quieren o que somos malas madres. Necesitaba escuchar eso. Nuestra líder también dijo que estar uno solo en casa con el bebé todo el día es duro. Algunas de las madres en el grupo hicieron planes para reunirse en el parque una vez por semana. Era agradable tener cerca personas adultas que entendieran por lo que yo estaba pasando. Esperaba con ansia nuestras clases y los encuentros en el parque.

El cuidado diario de tu bebé

Te sorprenderás de lo ocupada que puedes estar cuidando a tu nuevo bebé. Tal vez te sientas frustrada al pensar en el poco tiempo que tienes para hacer otras cosas. Es útil recordar que la mayoría de las madres primerizas se sienten así. Esta sección describe las muchas cosas que tú y tu bebé harán cada día (para más información sobre la alimentación del bebé, ver Capítulo 9).

Sueño y actividad

El patrón de sueño de tu bebé está afectado por la frecuencia con que él come. Un recién nacido duerme entre 12 y 20 horas cada día. Pero generalmente sólo duerme un rato y luego se despierta para comer. Recuerda: la mayoría de los recién nacidos se alimentan unas 12 veces al día o más. Muchos bebés duermen durante unos pocos períodos de tiempo más largos (3-4 horas) por día. Luego, comen con frecuencia (cada 1-2 horas) y se quedan despiertos. Qué tanto duerma tu bebé no es un problema siempre y cuando esté recibiendo suficiente leche diaria y esté creciendo bien.

El lugar donde tu bebé duerma es una elección personal. Muchos padres sienten que pueden dormir más si acuestan al bebé con ellos en

Advertencia

Si consumes alcohol o drogas, o si has tomado medicamentos para dormir, el bebé **no** debe dormir en la misma cama contigo. Podrías quedar encima de él sin darte cuenta. Esta advertencia también va para tu compañero.

Síndrome de muerte infantil súbita (SMIS)

Casi todos los padres se preocupan por el SMIS. He aquí lo que se conoce sobre ese síndrome:

- El SMIS generalmente ocurre cuando el bebé está dormido o acostado.
- Uno de cada 2.000 bebés muere anualmente en Estados Unidos por causa del SMIS.
- La mayoría de las muertes por esta causa ocurren en bebés entre los 2 y los 4 meses de nacidos.
- La asfixia o las *vacunas* (inyecciones para prevenir enfermedades) no producen SMIS.
- El SMIS no es causado por abuso infantil.

Esto es lo que puedes hacer para reducir el riesgo de SMIS para tu bebé:

- Mantén al bebé alejado del humo de cigarrillo, y de las personas y ropa que tengan ese olor. Esta observación es importante durante el embarazo y después de que nazca el bebé.
- **Siempre acuesta al bebé de espalda para dormir.** Asegúrate de que la persona que cuide a tu bebé no olvide nunca esta recomendación.
- Mantén al bebé abrigado pero no caliente. Vístelo con la misma cantidad de ropa que tú estés usando, más una cobija liviana que no le cubra la cabeza. En lugar de la cobija, puedes usar un pelele o mameluco.
- Retira los peluches, almohadas y colchas del área donde duerme el bebé. No uses cobijas de piel de cordero.
- Alimenta a tu bebé con leche materna. La lactancia reduce el riesgo de SMIS.

la cama. En tu cama, el bebé permanece calientito y escucha el sonido tranquilizante de tu respiración. A medida que crezca y te necesite menos por la noche, lo puedes pasar a una cuna o a su propia cama. Tú sabrás cuál es el momento adecuado para hacerlo.

Cualquiera que sea el lugar donde tu bebé duerma, debe estar acostado sobre una superficie firme. Esto reduce el riesgo de síndrome de muerte infantil súbita (SMIS), que significa la muerte repentina e inesperada de un bebé sano. Las investigaciones muestran que los bebés que duermen boca abajo en camas blandas están más propensos a morir de SMIS que aquellos que duermen boca arriba. Habla con el médico de tu bebé o con una enfermera de la clínica para saber más sobre los lugares donde tu bebé puede dormir sin correr peligro.

Cuando tu bebé esté despierto, deja que pase un tiempo en diferentes posiciones. A un bebé que siempre esté acostado de espalda se le puede aplanar la parte posterior de la cabeza. He aquí algunas maneras de dejar descansar al bebé de una misma posición, y de ayudar a que los músculos de su cuello y espalda se fortalezcan:

- Ponlo boca abajo, con la barriguita sobre una superficie firme que le permita levantar la cabeza. Si se pone fastidioso, coloca frente a él un juguete seguro para que lo mire o acuéstate a su lado.
- Alza al bebé en tus brazos o cárgalo en un canguro.

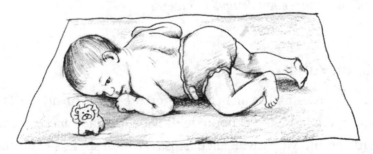

Coloca al bebé boca abajo un rato mientras esté despierto

Cuando el bebé esté despierto, estarás ocupada cambiándole el pañal, dándole de comer, bañándolo y vistiéndolo. Inicialmente, el horario del bebé parecerá nuevo y distinto cada día. Después de unas semanas, sabrás qué esperar. Luego, una vez que te hayas acostumbrado a los patrones de sueño y actividad de tu bebé, éstos cambiarán de nuevo. Ser madre por primera vez nunca es aburrido.

La historia de Cami

Algunas de mis amigas me dieron unos trucos para hacer que Tommy se durmiera. Una de ellas me contó que cuando no podía calmar a su niño, lo ponía en el coche y salía a caminar con él, muy rápido. Incluso salía cuando estaba lloviendo porque el coche tenía un protector de lluvia. Otra amiga bailaba con su bebé con la música a todo volumen. A medida que el bebé empezaba a calmarse, ella le bajaba al ritmo y también al volumen de la música. Debido a mi cesárea, yo me sentía demasiado cansada para bailar o salir a caminar. Entonces, alzaba a mi bebé y me sentaba en mi gran balón de gimnasia. A Tommy le gustaba rebotar suavemente conmigo. Por supuesto, debía tener cuidado con la incisión; así que sólo usaba los músculos de las piernas y no me balanceaba demasiado fuerte.

Cambio de pañal

La evacuación intestinal de un bebé es diferente a la de un adulto. Durante el primero o segundo día, el popó de tu bebé (llamado *meconio*) será de color verde oscuro y consistencia pastosa. Poco después se volverá café. Para el tercer o cuarto día, será más blando y amarillento. Los médicos y las enfermeras con frecuencia usan el término *deposición* para referirse al excremento o popó de los bebés.

El número y el tipo de deposiciones de tu bebé dependen del tipo de leche que esté tomando. Los recién nacidos alimentados con leche materna generalmente tienen una deposición amarilla más líquida después de cada toma (o tantas como 8 ó 12 en un día). Los bebés alimentados con fórmula, por lo general, tienen deposiciones pastosas, de color café amarillento, varias veces al día. A medida que el bebé crezca, hará menos popó.

Debes cambiar el pañal del bebé cada vez que haga popó. Cuando lo hagas, puedes usar pañales de tela o desechables.

1. Los pañales de tela se pueden lavar en casa, o puedes recurrir a un servicio de lavado de pañales. Para mantener seca la ropa de tu bebé, usa unos calzoncitos de caucho o unos protectores de pañal impermeables. Estos últimos los consigues en el mismo lugar donde compras los pañales o en la compañía que presta el servicio de lavado. Los protectores de pañal con velcro mantienen el pañal en su lugar. Si usas calzoncitos de caucho con banda elástica en la cintura, vas a necesitar ganchos o pinzas para pañal, o pañales ajustados que se cierran con un clip.

2. Los pañales desechables vienen en varios estilos y tamaños. Tienen unas lengüetas adhesivas, tipo velcro, para mantener el pañal en su lugar. Los pañales desechables son fáciles de usar, pero resultan más costosos que lavar pañales de tela.

Algunos bebés desarrollan una *irritación* en la piel por causa del pañal. Para prevenirla o tratarla, haz lo siguiente:

- Limpia bien el área del cuerpo de tu bebé que está en contacto con el pañal cada vez que lo cambies. Usa agua y un jabón suave o un pañito húmedo.

- Cambia el pañal de tu bebé cada 2-3 horas o antes si es necesario.

- Si lavas tus propios pañales, usa un detergente que no tenga perfumes ni colorantes (que pueden irritar la piel), o enjuágalos dos veces si es necesario.

- Si tu bebé presenta algún problema, cambia de marca de pañal desechable para ver si es menos irritante.

- Aplícale una crema o ungüento al bebé en su colita cuando esté limpia y seca. Evita las que contienen *óxido de cinc* (generalmente son blancas y muy espesas). Este componente es muy difícil de limpiar y es malo para el acueducto local.

- El talco para bebé no es recomendable puesto que sus partículas van al aire y pueden afectar los pulmones del bebé.

El baño del bebé

Los recién nacidos deben estar limpios, pero no es necesario bañarlos todos los días. Se pueden asear con una esponja suave o bañar en tina desde que nacen. Algunos padres consideran que es más fácil limpiar al bebé con una esponja durante la primera semana. Otros prefieren el baño en tina porque el bebé se mantiene calientito y calmado en el agua tibia.

Cuidado del cordón umbilical

Después de que se corta el cordón umbilical de tu bebé al nacer, el resto que permanece en su cuerpo mide unos 2-5 centímetros. Antes de cortarlo, se le pone una pinza plástica. Ésta generalmente se retira antes de que salgas del hospital. Si tu bebé va a casa con la pinza aún puesta, regresa después al hospital y pide que un médico o una enfermera la retiren. O haz que el pediatra se la quite en la clínica. A medida que el cordón se seca, se endurece, se acorta y se pone negro. Por lo general, se cae alrededor de dos semanas después del parto.

La historia de Jenny

Nunca pensé que cuidar a un bebé fuera un problema. Yo solía cuidar niños, así que pensé que sabía cómo hacerlo. ¡Pero esos niños eran mucho más grandes que un recién nacido! Emily era pequeñita. Realmente me sirvió ver cómo la enfermera la bañaba en el hospital. En casa, mamá nos enseñó a Kyle y a mí cómo hacerlo. Limpiamos el lavaplatos de la cocina y lo llenamos con varios centímetros de agua tibia. Me aseguré de que no estuviera muy caliente, sintiendo la temperatura en mi codo.

Mamá compró un tapete grande de espuma para el lavaplatos. Fue una buena idea. No permitía que Emily se resbalara. Yo ponía mi brazo debajo de su cabecita y la mantenía agarrada del brazo todo el tiempo. Sabía que se hundiría si la soltaba. Mamá nos mostró cómo colocar una toallita sobre el pecho de Emily para mantenerla tibia mientras ella pataleaba en el agua. Aprendimos a envolverla rápidamente con una toalla de bebé al sacarla del agua para conservar el calor de su cuerpo. Emily disfruta mucho el momento del baño.

El cuidado del cordón umbilical es necesario para mantener limpia el área y evitar una infección. A veces se usan sustancias secantes (como el alcohol) o remedios caseros. La mayoría de ellos no son necesarios y algunos pueden ser peligrosos. Si tu familia tiene un método tradicional para cuidar el cordón, coméntale al pediatra lo que piensas hacer. Averigua si tu método es seguro y si realmente funciona.

¿Cómo cuidar el cordón umbilical?

- Lávate bien las manos antes de limpiarlo.
- Limpia el cordón a diario o siempre que se ensucie por contacto con la deposición del bebé. Usa agua pura o con jabón suave.
- Permite que el cordón seque al aire. También puedes secarlo con una mota o copito de algodón. Para ayudar a que seque, mantén el pañal por debajo del área del ombligo hasta que el cordón se caiga.
- Llama al médico si notas que el cordón tiene mal olor, si observas en éste pus o sangre fresca, o si la piel del bebé se enrojece (es normal ver un poquito de sangre roja oscura o de líquido amarillo claro a medida que el cordón se cae).

Vestir a tu bebé

Tal vez te sorprenda la cantidad de ropa que necesita tu bebé. Los bebés son sucios. Es probable que tu hijo escupa un poquito de leche después de comer. Además, su orina y popó se pueden salir del pañal. Algunas veces se orinará sobre la ropa, y sobre ti, cuando esté sin pañal. Trata de tener suficiente ropa para el bebé, para que no tengas que lavar sus prendas tan seguido.

Nunca dejes solo al bebé mientras lo cambias de ropa o de pañal. Se puede caer de la mesa, cama u otra superficie donde lo cambies. Antes de empezar a vestirlo, ten lista y cerca de ti toda su ropa para que no tengas que arriesgarte a dejarlo solo. Algunas mesas para cambio de pañal tienen correas para sujetar al bebé. Sin embargo, los bebés un poco más grandes son capaces de soltarse.

Jugar con tu bebé

Es divertido jugar con tu bebé. Además, el juego es la forma como él aprende a conocerse y a conocer el mundo que lo rodea. Inicialmente, el juego incluye actividades como cantar o hablar con el bebé. Tal vez quieras bailar con él. A lo mejor le gusta que lo acaricies o le des un masaje. Jugar a las escondidas puede ser divertido tanto para el niño como para ti. Cuando el bebé esté un poco más grande, disfrutará los sonajeros, los libros y los juguetes sencillos. Juega con él cuando esté despierto, alerta y calmado.

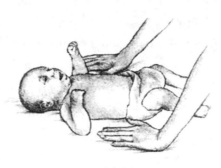

Accesorios para el bebé

¿Qué cosas necesitas para tu nuevo bebé? He aquí algunas sugerencias:

Cama
- Una cuna o moisés (camita para bebé), o acuesta al bebé en tu cama
- 2-3 sábanas por cuna o cama
- 3-6 cobijas grandes de algodón suave
- 1-2 cobertores o cobijas abrigadas livianas

Baño
- 1-2 toallas para bebé o toallas suaves
- 2-3 toallitas de mano
- jabón y champú para bebés
- copitos de algodón para limpiar el cordón umbilical
- tina para bebé, si se desea

Pañales
- 4 docenas de pañales de tela o desechables (o servicio de pañales, si se desea)
- 5-6 calzoncitos de caucho o protectores de pañal
- 6-8 toallitas de mano delgadas o un tarro de paños húmedos
- mesa para cambio de pañal, si se desea

Ropa
- 4-6 camisetas enterizas (o "bodies")
- 4-6 conjuntos y/o vestidos
- 2-4 pares de medias o patines
- gorra y saco o chaqueta abrigada para los meses fríos

Viaje
- silla para el auto (debes tener una para llevar el bebé a casa)
- pañalera o bolso grande

Otros implementos (si son necesarios o si se desean)
- termómetro (digital o de vidrio con punta redonda y línea indicadora roja, no plateada) para medirle la temperatura al bebé
- canguro o morral delantero para cargar al bebé
- coche
- balón de gimnasia grande para rebotar con tu bebé
- columpio para bebé

Cómo mantener a tu bebé sano y seguro

Puedes ayudar a proteger a tu bebé de muchas enfermedades lavándote las manos antes de atenderlo. Al hacerlo, te deshaces de la mayoría de las bacterias. Pídele también a tus amigos y familiares que se laven las manos antes de alzar o tocar a tu bebé.

El cuidado de la salud de tu bebé

Inmediatamente después del parto, el personal médico del hospital revisará a tu bebé. Es posible que el pediatra también lo examine antes de que regreses a casa.

El personal del hospital realiza una serie de pruebas de detección precoz de enfermedades para saber si tu bebé está saludable. La Fundación March of Dimes sugiere que a todos los recién nacidos se les practiquen pruebas de sangre de al menos 9 enfermedades hereditarias. También recomienda a los hospitales hacerles una prueba de pérdida de la audición a los recién nacidos. Pregúntale al personal del hospital o a tu médico cuántas pruebas de detección precoz se hacen generalmente en el hospital.

Si tu bebé es niño, te preguntarán si deseas que se le practique una *circuncisión* (remoción de la piel de la punta del pene). Si decides que sí, seguramente se la harán antes de que el bebé salga del hospital. Tu médico o el pediatra también pueden realizar el procedimiento en la clínica o de nuevo en el hospital durante la primera semana después del parto. Generalmente la circuncisión no está cubierta por el seguro, así que probablemente tendrás que pagar por ella. Hoy en día, los niños circuncidados no son tantos como antes. Habla con la persona encargada de la salud de tu bebé sobre tu decisión acerca de este procedimiento.

La mayoría de las familias escogen al profesional que se encargará de la salud del bebé antes del parto. Puede ser un pediatra, un médico de familia o una clínica con varios médicos y practicantes de enfermería. La persona que escoges depende del lugar donde vives y del tipo de atención que deseas. Tu elección también depende del tipo de cobertura en salud que tengas. Si no tienes un seguro médico, habla con tu médico o con una enfermera de la clínica para que te indique cómo obtener atención médica gratuita o a un bajo costo.

Es bueno hablar con la persona que se encargará de la salud de tu bebé antes del parto. Puedes contarle cuáles son tus preferencias en cuanto al cuidado de tu bebé en el hospital. También puedes planear la primera cita para el bebé después de que nazca. Él necesitará una revisión médica cuando tenga 3-10 días de nacido. En esa revisión lo pesarán para saber si está comiendo lo suficiente. También verán si tiene *ictericia* (color amarillento de la piel que se produce cuando hay demasiada bilirrubina en la sangre).

Durante el primer año, tu bebé tendrá citas médicas regularmente para observar su crecimiento y estado de salud. La persona encargada de su salud te dirá cuándo debes sacar las citas. En todas las visitas, haz las preguntas necesarias para aclarar todas las dudas que tengas sobre tu bebé.

La historia de Tanya

Después de que nació Michael, mi mejor amiga quería venir a visitarlo y traer a Lauren, su niña pequeña, para que jugara con Molly. Cuando hablamos, me contó que Lauren había faltado al colegio toda la semana porque tenía gripa y dolor de garganta. Me puse nerviosa porque no quería que Michael ni Molly se contagiaran. Mi amiga me dijo que Lauren ya no estaba en la etapa de contagio, pero le expliqué que prefería que esperáramos una semana. Me dijo que estaba siendo sobreprotectora. Tal vez lo estaba, pero no quería que mis hijos se enfermaran. Yo todavía me sentía cansada y Michael estaba muy pequeño. Mi amiga se molestó un poco, pero después se le pasó. Tienes que cuidar la salud de tus hijos, aunque a veces sea difícil.

Inmunizaciones

Tu bebé necesita *inmunizaciones* (inyecciones o *vacunas*) para protegerlo de infecciones serias. En Estados Unidos, la mayoría de las familias no están expuestas a las enfermedades que requieren inmunización. Sin embargo, estas bacterias nocivas están en el entorno y le pueden causar serios problemas a tu bebé. Vas a necesitar un registro de las vacunas que se le han aplicado a tu niño cuando lo lleves a una guardería o un jardín preescolar. Ellos no querrán una epidemia de enfermedades como la varicela, el sarampión, las paperas o el polio.

Las vacunas se aplican varias veces durante los primeros años de vida del bebé. En la medida de lo posible, se mezclan para que sólo sea necesaria una inyección cada año. Algunas vacunas deben aplicarse tres veces durante el primer año. Luego se aplican *refuerzos* (dosis repetidas) en edades específicas a medida que tu hijo crece. La persona encargada del cuidado de la salud de tu bebé te dirá cuándo es necesario aplicarle las vacunas.

Las inmunizaciones son importantes

Las vacunas mantienen sano a tu bebé. Ayudan a prevenir enfermedades que podrían afectar seriamente al bebé o a ti.

Muchos bebés se ponen fastidiosos por unas horas o unos días después de que se les aplica una vacuna. Es normal que el sitio de la inyección se ponga sensible y adolorido. Algunos bebés presentan un poco de fiebre. Estas reacciones son bastante comunes.

Asegúrate de avisarle a la persona encargada de la salud de tu bebé si éste presenta una reacción más grave. Si no te puedes poner en contacto con el médico o la clínica, lleva al bebé a una clínica de atención inmediata o una sala de urgencias. Las siguientes reacciones no son comunes, pero pueden ser perjudiciales:

- fiebre alta
- llanto que persiste por más de tres horas
- sarpullido o enrojecimiento severo
- ataque (soponcio o convulsión)

Cómo tomarle la temperatura a tu bebé

Para saber rápidamente si tu bebé tiene fiebre, pon tu mano sobre su pecho. Luego tócate la nuca. Si tu bebé se siente más caliente que tu cuello, puede tener fiebre.

Puedes tomarle la temperatura a tu bebé poniéndole un termómetro debajo del brazo (temperatura *axilar*) o en la colita (temperatura *rectal*). Consulta con la persona encargada del cuidado de su salud qué es lo aconsejable. **No** le pongas el termómetro al bebé en la boca (el termómetro oral se debe usar sólo en niños mayores de 5 años).

Los termómetros digitales son recomendables; son más seguros para los bebés, ya que no se rompen. Si usas un termómetro de vidrio, consigue uno que tenga el extremo redondeado. Los termómetros viejos que tienen la línea indicadora plateada contienen mercurio (sustancia venenosa). Si tienes uno de éstos, llama a tu médico o enfermera y pregúntale cuál es la mejor manera de deshacerte de él. Los nuevos termómetros de vidrio ya no contienen mercurio. Los termómetros para el oído no son confiables en bebés menores de 6 meses.

Muchos médicos sugieren que los padres primerizos midan la temperatura de sus bebés en la axila. Conviene saber que la temperatura normal del cuerpo cambia dependiendo del área del cuerpo donde se tome.

- Una temperatura axilar normal está alrededor de los 36,5 °C.
- Una temperatura rectal normal está alrededor de los 37,5 °C.
- Una temperatura oral normal (tomada en la boca) está alrededor de los 37,0 °C.

Cómo usar el termómetro

Con un termómetro digital, sólo necesitas prenderlo antes de usarlo. Para limpiarlo, sigue las instrucciones que trae. Algunas marcas incluyen una cubierta plástica que los mantiene limpios. Con otras, hay que lavar el termómetro después de usarlo.

Antes de usar un termómetro de vidrio, cógelo por el extremo delgado (no por el más ancho que termina en una bolita), colócalo a la altura de los ojos y gíralo despacio hasta que puedas ver la línea roja. Si la línea está por encima de 35,5 °C, sacude el termómetro hasta que la línea quede por debajo de ese número. Después de usarlo, límpialo con agua tibia y jabón. También lo puedes limpiar con una mota de algodón empapada en alcohol.

Cuándo pedir ayuda médica

Si te preocupa la salud de tu bebé, llama a su pediatra o al centro médico. No tienes que esperar hasta que el bebé esté gravemente enfermo. Puedes llamar siempre que tengas dudas con respecto a la salud de tu bebé.

Cuando llames, estas son algunas de las cosas que el médico o la enfermera te pueden preguntar:

- ¿Cuál es la temperatura del bebé? (Tómasela antes de llamar).
- ¿Qué síntomas observas? ¿Está tosiendo? ¿Está vomitando? ¿Tiene algún sarpullido o brote?
- ¿El bebé está más fastidioso de lo normal? ¿Se está comportando de una manera distinta a la habitual? ¿Tiene mucho sueño o se ve desmadejado o desgonzado cuando está despierto?

Cómo tomarle la temperatura a tu bebé

Para medir la temperatura axilar (debajo del brazo), coloca el termómetro en la axila del bebé. Bájale el brazo y ponlo contra su cuerpo. Espera a que el termómetro digital pite y luego léelo. Para un termómetro de vidrio, espera 5 minutos. Luego retíralo y lee el número donde termina la línea roja.

Para medir la temperatura rectal, lubrica el extremo redondeado del termómetro (o la cubierta plástica) con vaselina. Acuesta al bebé de espalda. Coge sus dos tobillos con una mano y dobla sus rodillas hacia su pecho. Introduce suavemente el extremo redondo del termómetro en el recto del bebé hasta que la bolita o depósito no se pueda ver (más o menos 1 cm). Espera a que el termómetro digital pite, luego sácalo y léelo. Para un termómetro de vidrio, mantenlo en posición unos 3 minutos. Luego retíralo y lee el número donde termina la línea roja.

- ¿Está comiendo normalmente? ¿Su evacuación intestinal es igual a la de siempre?
- ¿Qué has hecho para tratar el malestar o la condición? ¿Cómo funcionó?
- ¿Hay alguien más enfermo en la casa o en la guardería?
- ¿Cuál es el nombre y el teléfono de tu farmacia o droguería?

Ten a mano lápiz y papel para anotar las sugerencias de la persona encargada de la salud de tu bebé.

Señales de alerta en un recién nacido

Si notas cualquiera de estas señales durante el primer mes de vida de tu bebé, llama a la persona encargada del cuidado de su salud:

- *Fiebre.* Llama si la temperatura axilar del bebé está por encima de 37,5 °C o si su temperatura rectal es superior a 38 °C.
- *Color amarillento en la cara, el pecho y la parte blanca de los ojos.* El bebé puede tener ictericia.
- *Sangre de color rojo encendido o pus maloliente* en el sitio del cordón umbilical o la circuncisión.
- *Problemas con la alimentación.* Llama si tu recién nacido come menos de 8 veces en 24 horas o si tiene problemas para despertarse a comer.
- *Problemas con la evacuación intestinal.* En la primera semana, llama si el bebé no ha hecho popó en un período de 24 horas. Después, llama si observas un cambio considerable en el número o tipo de deposiciones.
- *No suficientes pañales mojados.* Llama si el bebé ha mojado menos de 6 pañales al cuarto día de nacido (o cada día después de que tu leche baje). En caso de usar pañales desechables, coloca un pedacito de toalla de papel dentro del pañal para saber cuándo está mojado.
- *Problemas con la respiración.* Llama si los labios de tu bebé se ponen morados o si tiene dificultad para respirar.
- *Llama si hay algo de tu bebé que te preocupe o inquiete.*

Seguridad en el auto

Cuando vayan en auto, los bebés y los niños deben ir sentados en una silla especial. Esta norma es obligatoria en Estados Unidos. Una silla para el auto puede salvar la vida de tu bebé si se instala correctamente y se usa cada vez que el niño va en el auto.

He aquí algunas sugerencias para mantener a tu bebé seguro en la silla del auto:

- Instala correctamente la silla en el auto. Lee las instrucciones tanto para la silla como para el auto que vas a usar. Algunos hospitales ofrecen revisiones gratuitas de seguridad para garantizar que la silla esté instalada correctamente.
- Usa el tipo y el tamaño de silla correcto. Los recién nacidos deben ir únicamente en sillas mirando hacia atrás. Cuando el bebé pese más de 20 libras y tenga por lo menos 1 año, puede ir mirando hacia adelante.
- Coloca la silla en el asiento trasero del auto. Si tienes un asiento en el medio, utilízalo. Mantén al bebé alejado de las ventanas y bolsas de aire.
- Las correas de la silla deben pasar por encima de los hombros del bebé. La hebilla que asegura las correas debe estar a la altura de las axilas del bebé.
- Evita envolver al bebé con cobijas para acolchonar sus hombros. Pon al niño en la silla y luego cúbrelo con una cobija. O ponle un conjunto abrigado con mangas largas en brazos y piernas.
- Evita ponerle almohadas o cojines a la silla del auto. Éstos la pueden hacer insegura. En su lugar, usa una toalla enrollada o una cobija pequeña acuñada alrededor de la cabeza del bebé para que le sirva de apoyo.

Seguridad en casa

He aquí algunas maneras de proteger a tu bebé durante los primeros meses después de nacido:

- Mantén a tu bebé alejado del *humo de segunda mano* (humo de cigarrillo o tabaco). A los bebés que están expuestos al humo de cigarrillo les da más gripa y desarrollan más infecciones de oído. Además, corren el riesgo de presentar un SMIS.
- Dispón de un lugar seguro donde el bebé pueda dormir (ya sea tu cama, una cuna o un moisés). Ten un colchón firme. Si estás usando una cuna muy vieja, asegúrate de que las barras de las barandas estén suficientemente juntas (separadas entre sí 6 cm como máximo), para que el bebé no pueda sacar la cabeza por entre ellas.
- Mantén por lo menos una mano sobre tu bebé cuando esté sobre una mesa para cambio de pañales, la cama u otra superficie alta. Un bebé activo se puede caer incluso antes de saber voltearse.
- Cuida al bebé cuando haya niños pequeños alrededor. La mayoría de los niños no saben qué puede ser peligroso para un bebé. Un niño pequeño (entre 1 y 2 años y medio de edad) puede pensar que te ayuda alzando a tu bebé cuando éste llora. Por lo general, un niño mayor de 10 años ya sabe qué es peligroso.
- No juegues brusco con tu bebé. Sé suave. Nunca lo lances al aire ni lo sacudas.
- Los bebés necesitan apoyar bien su cabecita durante los primeros meses. Aun si tu bebé puede mantener su cabeza bien erguida, hay que tratarlo con cuidado.
- No mantengas cuerdas ni sogas cerca del bebé. Podría enrollarlas alrededor de su cuello y ahogarse. Evita los cordones en su ropa, cerca de la cuna o amarrados al chupón.

A medida que tu bebé crece y se vuelve más activo, necesita tu ayuda para estar seguro. Los bebés que gatean y trepan están más propensos a lastimarse. Cuando tu bebé tenga 4-6 meses, debes comenzar a acondicionar tu casa para protegerlo.

La historia de Cami

No aprendas sobre la seguridad de un bebé a las malas, como me tocó a mí. Yo creía que Tommy no se podía voltear. Sólo tenía 3 meses. De todas maneras, lo dejé en la cama mientras yo iba al baño. Luego el teléfono sonó y él se puso a llorar. Hablé unos minutos y luego escuché un golpe. Grité "¡Ay, Dios mío!" y corrí a la habitación. Ahí estaba el niño en el piso, al lado de la cama. Afortunadamente estaba bien, sólo un chichón en la cabeza y un buen susto para mí. Se las debió arreglar para bajarse de la cama mientras lloraba. Me sentí tan culpable. No he vuelto a hacer nada parecido desde entonces. Tuvimos suerte una vez, pero aprendí la lección. Todavía me siento mal cada vez que pienso en eso.

Una nota para las familias que tienen otro bebé

Los niños mayores pueden estar o no estar emocionados con la venida de un nuevo bebé. Incluso si están contentos antes de que llegue el bebé, eso puede cambiar una vez que el recién nacido esté en casa día y noche. Una cosa es cierta: la vida nunca será la misma para el niño mayor ni para ti después de que nazca un nuevo bebé.

Probablemente el comportamiento de tu hijo mayor te sorprenda y decepcione durante las primeras semanas después del nacimiento de tu nuevo bebé. Tu hijo puede reaccionar de diferentes maneras:

- Puede querer volver a tomar leche materna o tetero, chuparse el dedo o mojarse en los pantalones.
- Puede que le den berrinches o pataletas.
- Puede estar de mal genio contigo o con el bebé.
- Puede que no le preste atención al bebé o que te ignore.
- Sus hábitos de sueño y alimentación pueden cambiar.
- Puede ser tierno y servicial con el bebé.

¿Qué puedes hacer para que tu hijo mayor se ajuste?

- Prepara a tu hijo antes de que el bebé nazca. Háblale de bebés. Lee con él libros que muestren la experiencia de ser un hermano o una hermana mayor. Habla con él y averigua qué sabe sobre bebés y sobre el rol de un hermano mayor.
- Trata de aceptar las reacciones de tu hijo como respuestas normales al estrés. No permitas que se haga daño o que lastime al bebé, pero entiende sus emociones.
- Planea pasar un tiempo a solas con tu hijo mayor.
- Muéstrale fotos de cuando él era bebé y tú lo cuidabas.
- Deja que te ayude con el cuidado del bebé, si él lo desea. Asegúrate de estar con tus hijos cuando ellos estén juntos.
- Cuando las visitas traigan regalos para el bebé, deja que tu hijo mayor los abra. También les puedes sugerir a las visitas que traigan un regalo para él.

La historia de Tanya

Cuidar a nuestro bebé fue mucho más fácil la segunda vez. Yo ya sabía cambiarlo de pañal, bañarlo y calmarlo cuando lloraba. Así que no me preocupó tanto. Después de un tiempo, Molly empezó a prestarle atención a Michael. Le cantaba y le bailaba. Incluso arrullaba y le daba de comer a su muñeca mientras yo lactaba. Era divertido verla. Me alegró cuando ella comenzó a disfrutar a su hermanito. ¡Sentí que finalmente nos estábamos convirtiendo en una familia!

Una nota para los padres

Cuando tu bebé llega a casa por primera vez, puede parecer que la madre sabe cuidarlo mejor que tú. Si se está alimentando con leche materna, tal vez sientas que no hay mucho que tú puedas hacer. ¡Te sorprenderá lo mucho que los padres y acompañantes pueden hacer!

Tú puedes:

- Ayudar a alimentar a tu bebé asegurándote de que su madre coma bien todos los días. Eso le permite producir la leche que tu hijo necesita.
- Bañar al bebé. Este puede ser un momento especial para ti y cl niño. Puedes intentar bañar al bebé contigo en la tina o en la ducha. Pero ten cuidado, pues los niños se ponen resbalosos cuando están mojados.
- Relajarte mientras el bebé toma una siesta contigo. Recuéstate con el bebé acostado sobre tu pecho. A ambos les encantará.

- Baila o camina con tu bebé. Balancéate al ritmo de la música. Cántale. Él conoce tu voz y se siente seguro en tus brazos.
- Mécete en una silla mecedora o rebota suavemente con tu bebé en un balón de gimnasia. A los bebés les encanta el movimiento.
- Saca al bebé a dar un paseo en su coche. Salir de casa puede ser bueno para toda la familia.

Tú eres una parte importante en la vida de tu hijo. Estar con él durante las primeras semanas y meses les permitirá conocerse. Te sorprenderá lo profunda y rápidamente que te enamorarás de tu nuevo bebé.

Agradecimientos

Queremos dar las gracias a nuestros editores: Joseph Gredler,
Megan McGinnis y Christine Zuchora-Walske.

Queremos agradecer a las siguientes personas
que leyeron el libro y nos aportaron comentarios y sugerencias útiles:

Janelle Durham, M.S.W., Director Educativo de
Great Starts Birth & Family Education

Katie Ladner, B.S., educadora neonatal y nutricionista para el
Programa Belfair WIC (Women, Infants and Children)

Lauren Valk Lawson, R.N., M.N., enfermera del Servicio de
Salud Pública para el Condado de Seattle & King

Creagh Miller, asistente de parto y educadora neonatal
para familias hispano-parlantes

Tera Schreiber, J.D., Directora Ejecutiva de
Great Starts Birth & Family Education

Queremos expresar nuestra gratitud a quienes
nos ayudaron con las ilustraciones y el diseño del libro:
Tamata Peterson, Susan Spellman,
Ruth Ancheta y Childbirth Graphics, Ltd.

Apreciamos la ayuda y el apoyo brindado por los miembros de
la Junta Directiva y demás miembros y personal de
Great Starts Birth & Family Education.
Esta agencia, antes llamada Childbirth Education Association of Seattle,
ha prestado su ayuda a nuevas familias desde 1956.